G. LEGENDRE

# ÉTUDE CRITIQUE

## SUR LES

## RÉSULTATS DU TRAITEMENT SPÉCIFIQUE DANS

## LES CAS DE TABÈS

## ET DE PARALYSIE GÉNÉRALE

OBSERVÉS A LA CLINIQUE DES MALADIES NERVEUSES (SALPÊTRIÈRE)

EN 1912-1913-1914

PARIS

VIGOT FRÈRES, ÉDITEURS

23, PLACE DE L'ÉCOLE-DE-MÉDECINE, 23

1914

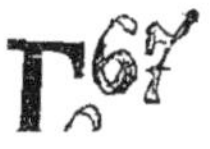

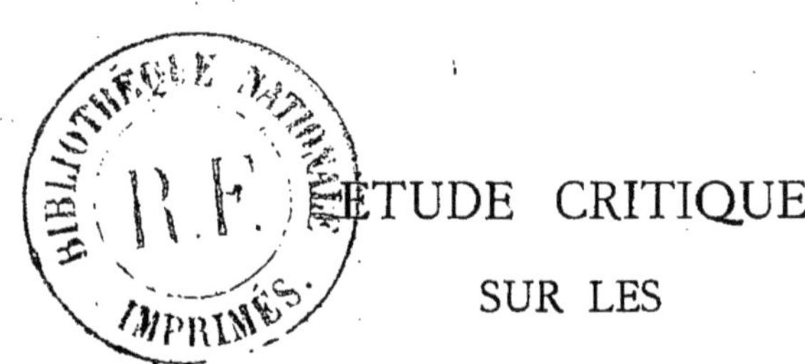

# ÉTUDE CRITIQUE

## SUR LES

## RÉSULTATS DU TRAITEMENT SPÉCIFIQUE
## DANS LES CAS DE TABÈS ET DE PARALYSIE GÉNÉRALE

# G. LEGENDRE


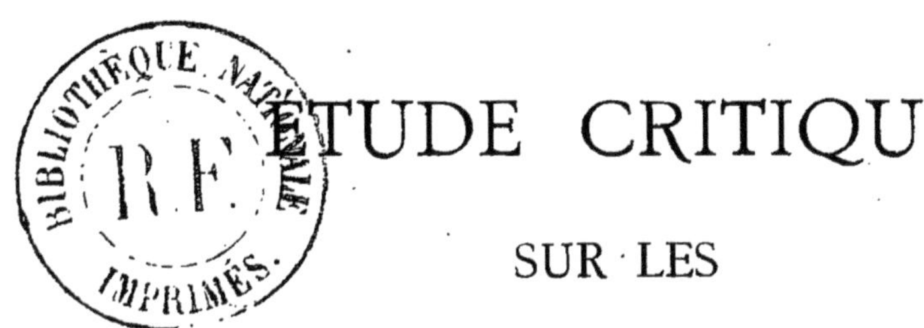

# ÉTUDE CRITIQUE

## SUR LES

## RÉSULTATS DU TRAITEMENT SPÉCIFIQUE DANS

## LES CAS DE TABÈS

## ET DE PARALYSIE GÉNÉRALE

OBSERVÉS A LA CLINIQUE DES MALADIES NERVEUSES (SALPÊTRIÈRE)

EN 1912-1913-1914


PARIS

VIGOT FRÈRES, ÉDITEURS

23, PLACE DE L'ÉCOLE-DE-MÉDECINE, 23

—

1914

*Aux miens et à mes amis.*


*A mon président de thèse :*

## M. le Professeur Dejerine,

Membre de l'Académie de médecine, Professeur de clinique des maladies
du système nerveux,
Officier de la Légion d'Honneur.

# ÉTUDE CRITIQUE

## SUR LES RÉSULTATS DU TRAITEMENT SPÉCIFIQUE DANS LES CAS DE TABÈS ET DE PARALYSIE GÉNÉRALE

### OBSERVÉS A LA CLINIQUE DES MALADIES NERVEUSES

### (SALPÊTRIÈRE)

### en 1912, 1913 et 1914.

---

Nous avons l'intention de relater ici simplement un certain nombre d'observations de tabétiques, paralytiques généraux ou malades atteints de quelque autre accident de syphilis nerveuse, soignés à la consultation de la Clinique des maladies nerveuses par M. le D^r TINEL. Nous avons pu réunir toutes ces observations grâce à la bienveillance de M. le Professeur DÉJERINE et du chef de laboratoire de la clinique Charcot, M. le D^r TINEL, qui depuis trois ans s'est particulièrement intéressé au problème thérapeutique des syphilis méningées. Toutes ces observations ont été recueillies sous sa direction. Nous tenons à le remercier ici de l'aide si précieuse qu'il nous a fournie pour la rédaction de ce travail et du remarquable recueil d'observations qu'il nous a permis d'utiliser.

## INTRODUCTION

La nature syphilitique du tabès et de la paralysie générale est à l'heure actuelle absolument démontrée. On ne peut même pas parler de parasyphilis nerveuse alors que les recherches de NOGUCHI ont montré la présence du tréponème dans le cortex des paralytiques généraux et que le tabès apparaît de plus en plus comme une simple méningite syphilitique, chronique et de virulence atténuée, il est vrai, mais toujours en activité. Le tabès et la paralysie générale ne paraissent donc différer en rien des autres accidents nerveux ou méningés de la syphilis tels que les artérites, la myélite et les méningites aiguës.

Et cependant les résultats du traitement spécifique sont complètement différents dans l'un et l'autre cas. Tandis que les artérites, les ramollissements médullaires, les radiculites, les méningites en plaques, les méningites aiguës semblent susceptibles de guérir sous l'influence du traitement spécifique, la thérapeutique habituelle est radicalement impuissante vis-à-vis du tabès et de la paralysie générale, à tel point que la plupart des auteurs condamnent absolument dans ce cas toute thérapeutique mercurielle.

« Dans l'ataxie, disait CHARCOT, le mercure ne donne rien, si ce n'est des illusions quand la marche de l'affection est irrégulière. » Je le prescris uniquement, disait Pierre MARIE (*Leçons sur les maladies de la moelle*), « dans l'espoir de mettre mon malade à l'abri des autres lésions de nature syphilitique ». Et l'on peut retrouver des opinions semblables dans les écrits du professeur RAYMOND, d'OPPENHEIM, de FOURNIER, etc.

Il semblerait donc qu'il y eût dans ces manifestations syphilitiques quelque chose de spécial qui les différencie hautement des autres accidents de la syphilis nerveuse.

Depuis quelques années cependant tout ce problème thérapeutique a été de nouveau remis en question. Des essais de traitement intensif, mercuriel ou arsénical ont fourni à quelques auteurs des résultats favorables, et l'on peut croire que la différence dans le résultat thérapeutique entre ces deux groupes d'accidents nerveux, ne provient pas tant, d'une différence de nature que d'une différence de méthode à employer.

A la consultation de la Clinique des maladies nerveuses, il a été fait depuis plusieurs années un essai systématique de tous les modes de traitement spécifique et de tous les agents thérapeutiques. Ce sont les résultats de ces recherches que nous allons exposer ici.

*<br>* *

D'une façon générale, on peut affirmer que les traitements classiques de la syphilis sont à peu près sans action sur le tabès et la paralysie générale. Parmi nos malades, on verra que le plus grand nombre avaient été soignés antérieurement par le biiodure, le benzoate de mercure, le cyanure intraveineux et les injections d'huile grise. Aucun d'eux n'en avait retiré de bénéfice appréciable.

Il faut dire cependant que dans quelques cas très rares, ces agents thérapeutiques ont une certaine action. Certains malades accusent en particulier une diminution de leurs douleurs. On voit quelquefois rétrocéder quelques paralysies oculaires, et encore seulement quand elles sont de date toute récente. Mais pour le reste des accidents tabétiques, le traitement est complètement sans action.

Par contre depuis l'apparition en thérapeutique des médicaments arsenicaux, comme le salvarsan et l'hectine, susceptibles d'être injectés à doses massives, on rencontre dans la littérature médicale, un certain nombre d'observations relatant des améliorations indiscutables obtenues dans différents cas de tabès et de paralysie générale.

D'autre part à cette thérapeutique arsenicale à doses massives, il fallait associer ou comparer les effets d'une thérapeutique mercurielle, ou plus exactement mercurio-arsenicale également massive, que M. le D$^r$ Tinel a cru pouvoir réaliser avec le salicylarsinate de mercure (Énésol).

C'est l'étude, c'est le contrôle systématique de ces faits, qui a été scrupuleusement depuis trois ans à la consultation de la Salpêtrière, l'objet des recherches, auxquelles M. le D$^r$ Tinel a bien voulu nous associer.

On verra par la lecture de nos observations que l'on peut sans discussion possible obtenir des améliorations souvent considérables, mais qu'il est d'autre part impossible de parler de guérison, même par l'emploi systématique, raisonné et prolongé de l'Énésol, de l'Hectine et du Néo-Salvarsan.

Les recherches faites à la consultation de la clinique Charcot ont porté presque uniquement sur ces trois médicaments. On a utilisé très peu le Salvarsan dont la préparation est toujours longue, minutieuse et s'accommode difficilement aux besoins d'une consultation particulièrement active. Le Néo-Salvarsan, surtout en injections concentrées, suivant la méthode de Ravaut, est au contraire d'un emploi facile et rapide ; nous lui avons donc donné la préférence.

L'Hectine a été presque uniquement employée en injections intramusculaires. On avait essayé de l'administrer en injections intra-veineuses, mais ces injections déterminent, comme on le verra dans nos observations, des sensations bizarres de fourmillements et picotements généralisés, particulièrement marqués dans la région anale et pelvienne ; ces sensations qui apparaissent immédiatement après la piqûre et ne durent que quelques minutes, paraissent sans danger, mais elles sont très angoissantes pour le malade, et l'on a dû renoncer à les employer.

Nous avons fait enfin un nombre considérable (1600 injections environ) d'injections intra-veineuses d'Énésol (salicylarsinate de mercure). En injections intra-musculaires de 2 centimètres cubes (6 centigrammes), ce sel ne paraît pas avoir une action sensiblement supérieure aux autres agents mercuriels ; mais sa parfaite tolérance, l'absence de tous phénomènes toxiques, ont conduit M. le D<sup>r</sup> Tinel à l'administrer par voie intra-veineuse à doses massives, dans les cas de syphilis nerveuse, comme l'avait préconisé déjà le D<sup>r</sup> Thorel, du Havre, dans le traitement de la syphilis générale. Ces injections intra-veineuses, parfaitement supportées malgré les doses considérables employées (5 à 15 centimètres cubes, soit 15 à 45 centigrammes d'Énésol, représentant la dose énorme de 58 milligrammes à 173 milligrammes de mercure métallique, et de 11 à 64 milligrammes d'arsenic) ont paru posséder une efficacité très grande, à peu près comparable à celle du Néo-Salvarsan. C'est évidemment le meilleur moyen jusqu'à présent, de réaliser une thérapeutique mercurielle à doses massives, qui doit prendre sa place à côté de la thérapeutique arsenicale.

L'étude des observations qui ont été réunies ici, permettra, nous l'espérons, de démontrer l'efficacité thérapeutique de ces différentes médications, de contribuer à poser les indications particulières et les conditions favorables de leur emploi. Nous espérons qu'il s'en dégagera aussi quelques points importants, qui aideront à comprendre le mécanisme encore obscur de leur action dans les diverses catégories de syphilis méningée.

## Observation I.

### TABÈS PRÉCOCE ET RAPIDE

M. S. — Sujet russe, 24 ans.

Le malade a contracté la syphilis à 16 ans. Le tabès a débuté deux ans après l'inoculation.

En octobre 1912, il vient consulter pour des douleurs fulgurantes très vives survenant à peu près tous les jours à heures irrégulières.

Réflexes rotuliens abolis. Peut-être avec le manœuvre de Jendrassik obtiendrait-on une ébauche de réflexe à gauche.

L'achilléen droit est aboli, le gauche est conservé.

Parésie vésicale.

Pas de douleurs abdominales, ni de douleurs en ceinture. Pas de douleurs vésicales. Les réflexes du membre supérieur sont conservés. Il existe un bande cubitale d'hypoesthésie des deux côtés. Il n'y a pas d'incoordination des membres supérieurs, peut-être une très légère hésitation à gauche.

Pas d'anesthésie, ni d'hypoesthésie aux membres inférieurs.

Pas de troubles appréciables de la sensibilité profonde.

Pas d'incoordination. Il n'y a pas même d'ébauche de signe de Romberg.

Les pupilles sont larges, la droite est déformée et en mydriase.

Immobilité pupillaire complète à la lumière.

La mobilité à la convergence est conservée.

*Traitement* : 12 piqûres d'Énésol de 6 centigr. chacune, puis 10 piqûres d'Hectine de 10 centigr.

Les douleurs disparaissent complètement.

Après un mois de repos, les douleurs fulgurantes reparaissent aussi fortes et aussi fréquentes. Il se produit plusieurs crises par jour.

On fait *6 nouvelles piqûres d'Hectine*. Dès la deuxième, diminution puis disparition des douleurs.

On donne 3 lavements de 30 cgr. de 914 qui amène une même disparition complète des douleurs.

*Lundi 3 février 1913*. — Lavement de 60 cgr. de 914 avec injection de 10 cgr. de nucléinate à 9 h. 1/2 du matin.

A 11 h. commencent des douleurs au lieu de l'injection.

En plus de la douleur locale, température 39°.

A 5 h. du soir, commencent les douleurs dans les jambes jusqu'à 5 h. du matin, douleurs nettement fulgurantes. Elles reviennent à peu près toutes les minutes, très violentes.

A 5 h. du matin, disparition des douleurs fulgurantes, mais elles sont revenues le lendemain beaucoup moins fortes et plus espacées.

*Mercredi 5 février*. — Disparition des douleurs.

*6 février*. — Nouveau lavement de 90 cgr. de 914. Pas de douleurs.

*10 février*. — Lavement de 914 et piqûre de nucléinate (20 cgr.).

*11 et 12 février*. — Lavement sans piqûre.

Le 10, il s'est produit de violentes douleurs fulgurantes, le 11, elles étaient moins fortes, le 12, pas de douleurs.

*Repos jusqu'au 21 février*, pas de douleurs fulgurantes. Le malade se trouve très bien.

Injection de 20 cgr. d'Hectine. Pas de douleurs, mais trois jours après, quelques douleurs assez vives, à la suite d'une fatigue physique.

*25 février*. — Injection de 30 cgr. d'Hectine, douleurs de minuit à 5 h. du matin.

*28 février*. —Injection de 35 cgr. d'Hectine. Quelques douleurs jusqu'au soir, peu intenses, puis elles cessent.

*2 mars*. — L'injection de 20 cgr. d'Hectine n'est suivie d'aucune douleur.

*5 mars*. — 25 cgr. d'Hectine. Quelques douleurs le surlendemain.

*7 mars*. — 25 cgr. d'Hectine.

*10 mars*. — 25 cgr. d'Hectine. On note quelques douleurs pendant 1 h., immédiatement après la piqûre.

*12 mars*. — 20 cgr. d'Hectargyre.

*15 et 18 mars*. — 20 cgr. d'Hectargyre sont bien supportées. On observe quelques douleurs fulgurantes dans l'intervalle.

Repos de 15 jours.

Après la dernière piqûre, le malade a souffert encore pendant trois ou quatre jours et il a éprouvé à plusieurs reprises des vertiges avec sensation de chute, se produisant jusqu'à huit fois par jour.

Puis les douleurs ont complètement disparu pendant huit à dix jours.

*7 avril*. — Les douleurs reviennent progressivement depuis 3 ou 4 jours, et hier elles ont été très vives pendant la nuit.

3 cmc. d'Énésol intraveineux, très bien supportés, sans sensation de fièvre, sans douleurs la nuit.

Mais le lendemain, le malade se plaint de douleurs assez violentes dans les jambes.

*Mercredi 9 avril*. — Injection intraveineuse de 6 cmc. (18 cgr.) d'Énésol.

Réaction fébrile le soir, le lendemain et le surlendemain.

Pendant tout ce temps, très peu de douleurs fulgurantes vives, mais douleurs sourdes presque continuelles dans les membres. Un jour, douleurs semblables dans les deux bras (zone cubitale). Céphalée presque continuelle.

*Examen le lundi 14*. — Le réflexe rotulien gauche ne revient pas par le procédé de Jendrassik. Le réflexe achilléen gauche est toujours normal.

L'achilléen droit commence à réapparaître, très faible.

*Lundi 14*. — Injection intraveineuse de 6 cmc. d'Enésol, aucune réaction. Température le soir 37° 3.

*Mercredi 16*. — Injection de 12 cgr. (4 cmc.) d'Enésol. Quelques douleurs à type de fourmillements dans les bras et les jambes mais pas de douleurs fulgurantes.

*Lundi 27 avril*. — 18 cgr. d'Enésol, fièvre légère le soir. Quelques douleurs.

*Mercredi 29 avril*. — 18 cgr. d'Enésol, fièvre légère et quelques douleurs.

*Vendredi 2 mai*. — 30 cgr. d'Enésol (10 cmc.), à 4 h. douleurs fulgurantes vives jusqu'à 10 h. du soir, céphalée violente, température 38°4.

*Lundi 5 mai*. — *Examen*. Réflexe rotulien droit toujours aboli. Mais le gauche revient très bien par la manœuvre de Jendrassik.

Réflexes achilléens : Le gauche est toujours normal. Le droit est devenu presque normal.

Le malade part en vacances et revient le 24 octobre 1913.

Il s'est trouvé très bien pendant deux mois après son traitement, puis les douleurs sont revenues peu à peu, assez fortes, mais moins violentes et moins persistantes qu'avant.

Il accuse une sensation passagère de chute à gauche, venant par crises. La céphalée est revenue.

Il aurait eu une nuit, une sorte de petite crise laryngée avec sensation de constriction de la gorge, durant 2 ou 3 h. Il ne pouvait pas parler et avait du mal à respirer. Cette crise s'est renouvelée avant-hier la nuit, pendant quelques heures, mais très atténuée.

Il accuse toujours la même difficulté pour uriner.

Enfin il se plaint d'avoir l'œil droit un peu brouillé pour lire, depuis un mois environ. On constate de plus une légère parésie de deux moteurs oculaires externes avec diplopie de chaque côté dans les mouvements extrêmes.

*Examen.* — Les pupilles sont toujours dans le même état.

Les réflexes achilléens sont présents, le gauche normal, le droit un peu plus faible. Le rotulien droit est aboli, le gauche revient par le Jendrassik, mais de nouveau très faible et presque aboli.

*24 octobre.* — Injection intramusculaire de 3 cmc. d'Enésol suivie de quelques douleurs légères.

*27 octobre.* — 3 cmc. intraveineux d'Enésol. On observe quelques vertiges, un peu de fièvre et de céphalée.

Peu de douleurs dans les jambes.

*29 octobre.* — 5 cmc. d'Énésol.

Le soir fièvre 38°, céphalée, pas de douleurs dans les jambes.

Le lendemain soir il y a encore 38° avec céphalée légère et sans douleurs.

Le surlendemain la température est encore 37°5 avec sensation de fatigue.

*31 octobre.* — 5 cmc. d'Énésol. Le soir fièvre 38°, céphalée mais aucune douleur dans les jambes.

Pendant 4 jours, on note 38° tous les soirs, le 4ᵉ jour 39°.

Céphalée contenue et fatigue. Pas de douleurs dans les jambes.

Insomnies. La lecture est plus facile, mais pas encore parfaite. En somme, depuis les vacances, l'Enésol ne produit plus du tout les mêmes effets. Il ne provoque pas de douleurs et les calme plutôt, mais l'amélioration est minime.

*5 novembre.* — 5 cmc. d'Énésol et 5 cgr. de nucléinate.

Le soir, fièvre, accompagnée de quelques douleurs assez vives dans les jambes, et d'un peu de lourdeur de tête.

L'après-midi, il a eu un éblouissement avec douleur épigastrique. Le lendemain, pas de douleurs.

*7 novembre.* — 5 cmc. d'Enésol et 5 cgr. de nucléinate.

Très légères douleurs et céphalée. Depuis presque pas de douleurs. Le céphalée revient tous les soirs.

La lecture est un peu plus facile.

Le réflexe rotulien gauche a tendance à revenir faible, il est assez fort par le procédé de Jendrassik.

*10 novembre.* — 5 cmc. d'Enésol et 2 cgr. de nucléinate.

On observe quelques vagues douleurs dans les jambes, le soir. La lecture est plus facile.

*12 novembre.* — 5 cmc. d'Enésol et 10 cgr. de nucléinate.

Peu de réaction : douleurs et céphalée légère la nuit.

*14 novembre.* — 5 cmc. d'Enésol et 1 cmc. 1/2 de lipiodol.

Quelques douleurs jusqu'au soir. Pas de fièvre, pas de douleurs les jours suivants.

*17 novembre.* — 5 cmc. d'Enésol et 2 cmc. de lipiodol.

Quelques douleurs le soir et le lendemain ; pas de fièvre.

*19 novembre.* — 10 cmc. d'Enésol. Ils sont très bien supportés.

Le soir, température 38°2. Pas de douleurs. Pas de fièvre ensuite, céphalée légère.

*21 novembre.* — 10 cmc. d'Enésol, et 10 cgr. de nucléinate et 2 cmc. de lipiodol.

Sensation très forte de fatigue l'après-midi. Pas de douleurs le jour de l'injection mais quelques douleurs très légères, le lendemain et le surlendemain.

Température : le soir 39°, pendant trois jours 38°, puis retour à la normale.

Le malade est en ce moment très fatigué.

Les réflexes sont plus faibles qu'avant.

Le rotulien gauche est particulièrement plus faible qu'il y a quinze jours.

*24 novembre.* — 5 cmc. d'Enésol.

Pendant cette semaine le malade va bien, sans céphalée, sans douleurs.

La lecture est bien meilleure.

*1er décembre.* — 5 cmc. d'Enésol. Quelques douleurs le soir avec fièvre montant à 39° le soir et à 40° le lendemain puis la fièvre disparaît. Les douleurs sont très rares, la lecture est facile.

La différence entre les deux pupilles a disparu, la droite auparavant déformée est devenue régulière. Aucune réaction à la lumière.

*Réflexes :* Le rotulien droit toujours aboli, le gauche revient bien par le procédé de Jendrassik.

L'achilléen droit est fort, le gauche encore faible.

Le traitement par l'Enésol est suspendu.

*8 décembre.* — 45 cgr. de Néo-Salvarsan. Pas de fièvre, pas de douleurs, pas de céphalée.

*12 décembre.* — 60 cgr. de 914. Le soir un peu de fièvre, le lendemain quelques douleurs.

*18 décembre.* — 90 cgr. de Néo-Salvarsan. Le soir 38°. Douleurs fulgurantes assez vives toute la nuit, puis disparition des douleurs.

Le traitement est suspendu pendant un mois. Le malade va bien, il n'a plus de douleurs, lit facilement, mais le 3 janvier à 8 h. du soir, chute brusque avec perte de connaissance pendant 1 h., sans contracture ni convulsions. Il reprend peu à peu connaissance, mais avec agitation, délire entrecoupé de stupeur. Il ne reconnaît personne. Il manifeste une terreur violente lorsqu'on l'approche.

Il reprend sa connaissance complète au bout d'une heure et se plaint alors d'une vive douleur épigastrique avec état nauséeux. On constate une morsure de la langue. La nuit est bonne, les jours suivants sont calmes.

Nouvelle crise le *15 janvier 1914* mais moins forte sans perte de connaissance, caractérisée seulement par une chute suivie pendant une heure d'égarement avec délire, terreurs. La connaissance revient au bout d'une heure. Alors se produit un vomissement.

*18 janvier.* — Le malade se plaint d'une céphalée telle qu'elle l'empêche de lire. Les douleurs fulgurantes sont revenues depuis deux jours. Le réflexe rotulien gauche est de nouveau très affaibli. Reprise du traitement (10 cgr. d'Hectine) suivi de quelques douleurs la nuit.

*23 janvier.* — 20 cgr. d'Hectine. Aucune douleur le soir, ni les jours suivants.

*26 janvier.* — 20 cgr. d'Hectine. Aucune douleur. La céphalée diminue.

*28 janvier.* — 20 cgr. d'Hectine sans réaction.

*30 janvier.* — 20 cgr. d'Hectine. La céphalée est presque disparue. L'état général est excellent, les réflexes sont plus forts.

*2 février.* — 20 cgr. d'Hectine. Sans réaction.

*4 février.* — 30 cgr. d'Hectine. Aucune douleur.

*6 février.* — 30 cgr. d'Hectine. Vagues douleurs le soir.

*9 février.* — 30 cgr. d'Hectine sans réaction. Mais le lendemain, il a eu cependant 2 h. une sensation d'étourdissement avec difficulté extrême de la parole.

*12 février.* — 30 cgr. d'Hectine, sans réaction.

*14 février.* — 30 cgr. d'Hectine. Mis au repos.

En somme, depuis un mois, il n'a plus de douleurs du tout et l'état général est bon. Cependant, il se plaint de quelques vertiges et de bourdonnements d'oreilles.

*Le 20 février.* — Il fait venir le médecin la nuit parce qu'il est très agité. Il ne peut pas dormir. Dès qu'il ferme les yeux, il voit un brouillard lumineux avec des images bizarres. On constate un léger embarras de la parole. Du reste depuis plusieurs jours, il présentait une légère obnubilation intellectuelle. La mémoire a sensiblement baissé.

*21 février*. — Reprise du traitement d'Enésol (5 cmc.) intraveineux.

Il ne se produit pas de douleurs. Le malade va très bien, dort et n'a plus de céphalée.

*24 février*. — 8 cmc. d'Enésol et 5 cgr. de Nucléinate intramusculaire. Pas de douleur locale ni de douleurs fulgurantes.

Le malade a un peu mal à la tête le soir et un peu de fièvre.

On constate deux jours après un progrès sensible dans les réflexes.

Le rotulien gauche est plus fort ; le droit lui-même revient un peu.

La vessie va mieux, les mictions ne nécessitent pas d'effort aussi grand.

*27 février*. — 8 cmc. d'Enésol et 10 cgr. de nucléinate. La piqûre a été faite à 2 heures.

A 5 heures début des douleurs. Elles durent jusqu'à 10 heures, accompagnées de fièvre, de céphalée.

Les jours suivants, les douleurs reviennent mais moins vives.

La mémoire est redevenue très bonne, les yeux vont bien, la lecture est facile, l'activité physique est certainement plus grande.

*4 mars 1914*. — 8 cmc. d'Enésol et 10 cgr. de nucléinate.

Douleurs vives et généralisées pendant quatre jours. Elles sont très violentes et atteignent les bras et surtout les jambes. Quelques sensations de dérobement des jambes.

Elles s'accompagnent d'énervement. Pas de céphalée.

La lecture reste bonne.

Le 3e jour, les douleurs diminuent.

*8 mars 1914*. — 5 cmc. d'Enésol donnent encore des douleurs pendant un ou deux jours.

Mis au repos pendant huit jours le malade cesse de souffrir.

L'appétit est bon, le malade est gai ; la parole est facile, la mémoire excellente. Il se sent très bien. Pas de changement dans les réflexes. Le rotulien droit ne revient pas, mais le rotulien gauche est assez fort.

*16 mars 1914*. — 8 cmc. d'Enésol et 10 cgr. de nucléinate.

Le soir, réapparition de douleurs qui durent pendant 5 heures avec fièvre, lourdeur de la tête, puis les douleurs cessent.

*18 mars 1914*. — 5 cmc. d'Enésol. Pendant quelques heures le malade a quelques douleurs revenant un peu les jours suivants.

*24 mars*. — 8 cmc. d'Enésol et 10 cgr. de nucléinate. Il se produit l'après-midi un vomissement avec de la diarrhée et douleurs abdominales.

Le soir, apparition de douleurs fulgurantes qui durent encore le lendemain.

Mis au repos pendant huit jours, le malade n'a pas de douleurs et va très bien.

*30 mars*. — 8 cmc. d'Enésol, sans nucléinate. Pas de diarrhée, quelques douleurs abdominales, pas de douleurs dans les jambes.

Céphalée légère et douleur dans les yeux le soir.

A partir du lendemain, tout va bien, les douleurs ont disparu.

On laisse un repos de trois semaines. Etat de santé parfaite.

Pas de douleurs, pas de céphalée, lecture facile.

Mémoire excellente. Les deux réflexes achilléens sont à peu près égaux et normaux Le réflexe rotulien gauche est presque normal. A droite, le réflexe rotulien est toujours aboli. Cependant on obtient quelques contractions légères par le Jendrassik. La vessie va mieux. Le malade n'a pas besoin de pousser.

*9 avril 1914.* — Reprise du traitement : 4 cmc. d'Énésol. Un peu de fièvre, et quelques douleurs le soir.

*22 avril.* — Injection intraveineuse de 2 cgr. de cyanure de mercure. Le soir, quelques douleurs, céphalée persistant le lendemain et disparaissant le troisième jour.

*24 avril.* — 3 cgr. de cyanure de Hg. ne provoquent pas de douleurs, mais douleurs gastriques, diarrhée, goût métallique dans la bouche, troubles disgestifs qui persistent pendant cinq jours.

Reprise d'Énésol le 1er *mai* : 5 cmc. d'Énésol provoquant douleurs assez vives le soir et le lendemain.

*4 mai.* — 5 cmc. d'Énésol, suivis de douleurs pendant deux jours.

*6 mai.* — 5 cmc. d'Énésol. Quelques douleurs le soir.

*8 mai.* — 5 cmc. d'Énésol sans réaction douloureuse.

*11 mai.* — 7 cmc. d'Énésol et 5 cgr. de nucléinate.

Pas de fièvre, de céphalée ni de douleurs mais fatigue générale.

*13 mai.* — 7 cmc. d'Énésol. Un peu de fièvre le soir, quelques douleurs.

*15 mai.* — 10 cmc. d'Énésol. Un peu de fièvre, quelques douleurs pendant la nuit.

*17 mai.* — 5 cmc. d'Énésol. Aucune douleur. Va très bien en ce moment.

*20 mai.* — 7 cmc. d'Énésol.

*25 mai.* — 5 cmc. d'Énésol.

*29 mai.* — 7 cmc. d'Énésol.

N'a depuis 15 jours aucune douleur.

Il va très bien. La mémoire et l'état général sont excellents. Il engraisse. La lecture est facile.

*1er juin.* — 15 cmc. (45 cgr.) d'Énésol.

Le soir, un peu de céphalée, douleurs assez vives toute l'après-midi, le lendemain, va bien, ne souffre plus, éprouve un léger goût métallique. N'a eu ni coliques, ni diarrhée.

*3 juin.* — 8 cmc. d'Énésol. A ce moment, le réflexe rotulien gauche est presque normal, le réflexe rotulien droit, répond de temps en temps par une très légère secousse. Les deux achilléens sont normaux. Aucune modification dans les réflexes oculaires.

En somme, tabès précoce à marche assez rapide avec mauvais état général, céphalée presque permanente, douleurs violentes et continuelles, abolition de tous les réflexes des membres inférieurs sauf l'achilléen gauche.

Le traitement par injections intramusculaires d'Énésol puis d'Hectine, supprime momentanément les douleurs et améliore l'état général mais les troubles reparaissent dès que l'on suspend le traitement. On fait alors une série de huit injections intraveineuses d'Énésol à doses progressives de 6 cgr. jusqu'à 30 cgr. qui chaque fois produisent des réactions douloureuses assez vives, mais font disparaître les douleurs dans l'intervalle des piqûres et on assiste à la réapparition du réflexe achilléen droit et du réflexe rotulien gauche. Le traitement alors est suspendu pendant cinq mois. Pendant deux mois, état général parfait sans douleurs et sans céphalée, puis retour progressif des douleurs, de la céphalée, apparition d'une crise laryngée et de troubles oculaires avec abolition de nouveau des réflexes qui étaient reparus. Remis en traitement par injections intraveineuses d'Énésol qui calment un peu les douleurs, ne provoquent plus la réaction fébrile et douloureuse habituelle, mais ne font pas revenir les réflexes.

La réaction se produit lorsqu'on associe à l'Énésol les injections sous-cutanées de nucléinate de soude. L'amélioration se fait alors plus vite et les réflexes reparaissent. Après quatorze injections d'Énésol, on pratique trois injections progressives de Néo-Salvarsan. La troisième seule de 90 cgr. provoque une réaction fébrile et douloureuse avec un peu de diarrhée.

On suspend le traitement pendant un mois. Le malade va bien mais présente deux crises épileptiques suivies de stupeur et de délire.

. Les douleurs fulgurantes reparaissent. On essaye l'Hectine (12 injections de 20 et 30 cgr.) avec disparition des douleurs, amélioration de l'état général, mais qui n'empêchent pas deux petites crises d'obnubilation intellectuelle avec embarras de la parole. On revient à l'Énésol. (20 injections intraveineuses de 5 à 10 cmc. avec ou sans nucléinate de soude qui amènent la disparition complète des troubles psychiques, des douleurs, les réflexes du membre inférieur sont revenus sauf le rotulien droit qui présente cependant quelques petites contractions.

On peut signaler que le cyanure de mercure essayé n'a provoqué qu'une réaction douloureuse faible sans sédation des douleurs dans l'intervalle en déterminant de la diarrhée mercurielle douloureuse.

On remarquera la quantité considérable de mercure et d'arsenic, absorbée par ce malade, avec un état général excellent. Il a reçu en effet jusqu'à ce jour, 45 piqûres d'Énésol, soit 7 gr. 83 ; 35 piqûres d'Hectine, soit 6 gr. 20 ; 11 doses de 914, soit 5 gr. 85 et 0 gr. 05 de cyanure.

Il est évident que ce malade en traitement intensif depuis vingt et un mois est loin d'être guéri. On constate qu'il se porte très bien tant qu'il est en traitement et que toute interruption prolongée de traitement spécifique s'accompagne d'un retour des douleurs et des troubles fonctionnels.

## *Observation II.*

### TABÈS AVEC CRISES GASTRIQUES

M^me Bl. — 50 ans.

Il s'agit d'une femme mariée à 23 ans. Un enfant bien portant. Une fausse couche de 6 mois. Les douleurs fulgurantes dans les membres inférieures datent de 10 ans. Les crises gastriques remontent à 9 ans. Elles n'avaient lieu que deux fois par an au début, puis elles se sont rapprochées jusqu'à revenir tous les quinze jours depuis 6 mois. Chaque crise dure dix jours.

Elles sont très violentes, leur début est brusque. Les vomissements durent trois jours et commencent une à deux heures après les douleurs. Puis les douleurs épigastriques et intercostales persistent seules sans vomissements pendant huit à dix jours. Elle a en même temps des douleurs très vives dans les jambes, mais il n'y a ni incoordination, ni signe de Romberg. Les réflexes rotuliens et achilléens sont abolis.

Il y a quelques douleurs dans les bras. Les réflexes radiaux sont conservés. La malade ressent quelques douleurs abdominales et vésicales. Elle garde bien ses urines, mais de temps en temps les mictions sont impérieuses. Elle ne se plaint pas de céphalée. La vue a baissé surtout de l'œil droit. Le signe d'Argyll est complet.

Début du traitement le *2 octobre 1912*. — On commence une série de vingt piqûres intramusculaires d'Énésol (de 2 cmc), tous les deux jours accompagnées quatre fois d'une injection de nucléinate. Pendant deux mois, suppression des crises gastriques, diminution des douleurs dans les jambes. Les piqûres intramusculaires d'Énésol ne déterminent pas de recrudescence des douleurs. Seules celles qui ont été accompagnées d'injections sous-cutanées de nucléinate de soude (0,10) ont provoqué de violentes douleurs fulgurantes dans les jambes, mais sans crises gastriques.

La malade reçoit six lavements de 914 ; les crises gastriques sont toujours suspendues.

Puis elle part à la campagne (fin juillet). Elle va un peu mieux ; les crises gastriques reviennent, mais moins fréquentes et surtout beaucoup moins douloureuses.

Elle revient à la fin d'octobre. Depuis un mois les crises ont repris toute leur intensité. L'état est redevenu le même qu'avant le traitement, depuis six semaines elle a des crises violentes toutes les trois semaines et durant dix jours, avec deux jours de vomissement et huit jours de douleurs épigastriques.

*18 octobre*. — 3 cmc. d'Énésol, intraveineux. Le soir, elle vomit un peu, a une fièvre légère, mais ne souffre ni de l'estomac, ni des jambes. Les jours suivants, elle va bien.

*21 octobre*. — 5 cmc. d'Énésol. Le soir, elle vomit un peu, a beaucoup de fièvre. Le lendemain il ne reste à peu près rien.

*28 octobre*. — 5 cmc. d'Énésol, sans réaction.

Trois jours après survient la crise habituelle, à l'époque où elle devait venir. Elle dure trois jours seulement, et se manifeste par des douleurs et des vomissements.

*11 novembre*. — 5 cmc. d'Énésol et 2 cmc. de nucléinate. Il se produit une grosse réaction douloureuse à la peau du ventre au lieu de l'injection de nucléinate, mais pas de douleurs ni de troubles gastriques.

*18 novembre*. — 5 cmc. d'Énésol ne donnent ni douleurs, ni fièvres.

*28 novembre*. — 5 cmc. d'Énésol sans réaction douloureuse ni fébrile.

Elle reste huit jours sans venir. Les trois ou quatre derniers jours, elle a quelques petites douleurs dans les jambes.

*3 décembre* . — 5 cmc. d'Énésol. Pas de douleurs, pas de fièvre.

*9 décembre*. — 5 cmc. d'Énésol.

Il n'y a eu ni fièvre, ni douleurs.

*16 décembre*. — 5 cmc. d'Énésol. Sans réaction.

Elle vient de passer sept semaines sans crises gastriques alors qu'auparavant, elle n'était jamais plus de quinze jours sans crise. Elle va très bien, mange beaucoup, elle a engraissé. Elle n'a aucune sensation gastrique pénible, mais quelques douleurs fulgurantes légères de temps à autre.

Quelques jours après cette piqûre, elle est prise d'une violente crise gastrique suivie d'un *zona cervical supérieur* très douloureux, dont elle souffre encore le 20 janvier.

*20 janvier*. — Reprise du traitement. On fait 2 cmc. 1/2 d'Énésol.

*12 février*. — 4 cmc. d'Énésol.

*18 février*. — 5 cmc. d'Énésol. .

*5 mars*. — 5 cmc. d'Énésol.

*10 mars*. — La malade va toujours bien, elle n'a pas eu de crise gastrique depuis six semaines. Un seul jour elle a eu une sensation de douleur épigastrique avec crise.

*10 mars*. — 45 centigr. de 914.

Trois ou quatre jours après, crise gastrique légère durant trois jours, peu douloureux et avec un seul vomissement au début.

*21 mars*. — 5 cmc. d'Énésol. Aucune réaction.

Mise au repos pendant un mois.

*21 avril*. — 5 cmc. d'Énésol. Le soir, crise gastrique qui dure quatre jours, douleurs assez vives, mais peu de vomissements.

*28 avril*. — 5 cmc. d'Énésol.

*5 mai*. — 5 cmc. d'Énésol.

Elle va bien, les douleurs fulgurantes des jambes ont complètement disparu depuis plusieurs mois. Les crises gatriques ne surviennent plus qu'à très longues échéances et sont beaucoup moins douloureuses. La malade a engraissé de 16 livres. L'état général est excellent.

*12 mai*. — 5 cmc. d'Énésol.

*26 mai*. — 5 cmc. d'Énésol.

En résumé, tabès préataxique avec crises gastriques depuis neuf ans, violentes, durant huit à dix jours, revenant tous les quinze jours avec amaigrissement considérable. Le traitement par injection d'Énésol intra-musculaire puis par lavement de 914 avec injections sous-cutanées de nucléinate de soude, atténue et espace les crises. Le traitement est suspendu pendant deux mois et demi et les crises reparaissent aussi violentes qu'auparavant. On reprend le traitement par injection intra-veineuse d'Énésol dont les premières provoquent de courtes crises et qui finissent par être tolérées, sans réaction. Malgré une interruption d'un mois dans le traitement, l'amélioration persiste. Les crises sont très espacées, la malade engraisse, n'a plus de douleurs fulgurantes. L'état général est excellent, cette femme a reçu en tout 139 centimètres cubes 1/2 d'Énésol, soit 418 centigrammes, du 5 d'octobre 1912 au 5 mai 1914.

## *Observation III.*

### CRISES GASTRIQUES TABÉTIQUES

Mᵐᵉ B. — 40 ans.

La malade souffre de crises gastriques depuis 11 ans. La première crise de douleurs et de vomissements a été provoquée par une purgation. Elle a duré huit jours.

Puis les crises sont venues à l'époque menstruelle pendant six mois, apparaissant chaque fois huit jours avant, et cessant dès l'apparition des règles. Ensuite chaque règle a été remplacée par une crise gastrique.

La malade a aussi depuis dix ans, des douleurs fulgurantes. Ces douleurs sont moins longues et plus irrégulières que les crises gastriques. Elle n'a pas d'ataxie véritable, cependant elle accuse un peu de gêne à monter et surtout à descendre les escaliers. Il y a quatre ou cinq ans, elle a eu pendant quelques mois un peu de difficulté à prendre une aiguille.

Actuellement, les crises, mensuelles, durent huit jours. Les vomissements sont précédés pendant un quart d'heure à une demi-heure de douleurs vives. Il y a peu de douleurs fulgurantes. L'examen montre : l'absence de signe de Romberg, une abolition complète des réflexes tendineux aux membres inférieurs et une diminution aux membres supérieurs. Les pupilles sont légèrement dilatées et donnent le signe d'Argyll.

*Traitement* : Le biiodure n'a donné aucun résultat. Pendant les mois de juin et juillet 1913, on fait six piqûres d'Énésol (à 1 semaine d'intervalle) de 5 à 10 centimètres cubes qui provoquent des douleurs gastriques violentes :

La première, seule de 5 cmc. n'a rien donné.

La 2ᵉ (10 cmc.) a déterminé une violente crise.

La 3ᵉ (10 cmc.) a donné peu de réaction.

La 4ᵉ (10 cmc.) a déterminé une crise.

La 5ᵉ et la 6ᵉ (10 cmc.) n'ont rien donné.

Pendant les vacances, la malade s'est trouvée très améliorée.

Elle a eu une crise vers le 15 août, mais elle dit qu'elle n'a pas vomi et les douleurs ont été moindres.

Le traitement est repris en *septembre*.

Après *sept piqûres de 5 cmc. d'Énésol*, la malade va très bien.

Elle a engraissé de huit à dix livres. Elle n'a pas eu de douleurs fulgurantes du 15 août au 6 octobre.

Elle vient le *6 octobre*, au début d'une crise.

Néanmoins on fait une piqûre de 5 cmc. d'Énésol.

Elle fait une crise terrible de douze jours avec vomissements et douleurs dans l'estomac.

Elle ne revient que le 28 octobre.

*28 octobre*. — 5 cmc. d'Énésol. Il se produit une très violente crise de douleurs et de vomissements qui dure douze jours. Elle a ensuite deux jours de repos et la crise reprend pendant une journée avec quelques vomissements, puis le calme revient.

La malade est revue le *25 novembre*, très fatiguée.

En somme l'amélioration considérable obtenue jusqu'au mois d'octobre ne s'est pas maintenue les crises gastriques reviennent aussi violentes qu'avant, mais les douleurs fulgurantes des jambes ont complètement disparu.

La malade mise à l'Hectine (dix piqûres de 0,20 cgr., à raison de trois par semaine) n'a pas pu suivre le traitement car les crises se rapprochaient et devenaient presque subintrantes. Après un mois de repos, reprise de l'Hectine à dose plus faible (quinze piqûres de 0,10 cgr.). Les crises ont plutôt tendance à s'espacer et à être plus faibles.

La malade a cessé tout traitement depuis janvier. Après une période assez longue de calme, les douleurs sont revenues d'abord très espacées. Maintenant chaque crise qui dure huit à dix jours n'est séparée de la précédente que par huit à dix jours.

En résumé, tabès préataxique avec crises gastriques violentes, mensuelles, durant huit jours environ, apparues depuis onze ans et ayant amené une dénutrition considérable. Un traitement intensif par l'Énésol intraveineux (14 piqûres, soit 2 gr. 85) provoque au début des crises passagères après chaque piqûre, puis atténuation des crises qui d'abord sont moins violentes, puis disparaissent pendant trois mois. L'interruption du traitement amène un retour des crises aussi violentes qu'auparavant. La reprise du traitement ne les interrompt pas. L'Hectine (25 piqûres, soit 3 gr. 50) paraît rester également sans résultat. Cependant à la longue, elle semble produire une atténuation légère des crises. En tout cas, depuis le début du traitement, les douleurs fulgurantes des membres inférieurs ont complètement disparu.

## Observation IV.

### TABÈS

M^me Marie B. — 53 ans.

La malade se présente avec peu d'ataxie, mais la hanche droite est luxée par arthropathie tabétique probable.

Son premier mari est mort de tuberculose, le second est bien portant.

Elle a eu trois enfants qui ont péri du croup. Elle n'a pas fait de fausse couches.

Les douleurs dans les jambes sont apparues il y a 12 ans.

Elle n'a pas eu de crises gastriques. Luxation de la hanche avec grosse arthropathie. Elle n'en a jamais souffert. Elle a de violentes douleurs fulgurantes qui durent plusieurs heures. Les crises sont espacées de 4, 5 ou 8 jours.

L'ataxie est légère. Elle n'a pas de douleurs viscérales ni de crises gastriques mais elle doit pousser pour uriner. Les réflexes sont abolis aux membres inférieurs. La malade sent des fourmillements dans les bras. Les réflexes cubitaux sont seuls abolis et il y a de l'hypo-esthésie cubitale.

Signe d'Argyll, avec myosis moyen et déformation. A droite toutefois il y a une ébauche de réaction lumineuse.

*Traitement.* — On a fait de l'Enésol en *septembre 1913.*

La 1^re piqûre de 5 cmc. a donné une grosse fièvre, des douleurs vives, pendant un jour et une nuit.

La 2^e piqûre, de 5 cmc. a provoqué moins de douleurs et de fièvre.

La 3^e piqûre, de 5 cmc. a encore donné de la fièvre et des douleurs vives.

La 4^e piqûre, de 5 cmc. a provoqué très peu de fièvre et de douleurs.

La 5^e fois on a remplacé l'Énésol par 45 centigr. de Néo-Salvarsan sans réaction.

*30 septembre*. — 6e piqûre : 5 cmc. d'Énésol. Pendant deux jours et demi il se produit beaucoup de fièvre et de douleurs.

*4 octobre*. — 5 cmc. d'Énésol. Très peu de douleurs.

*7 octobre*. — 5 cmc. d'Énésol. Très peu de douleurs le jour même. Quelques douleurs le surlendemain.

*11 octobre*. — 5 cmc. d'Énésol et 4 cmc. de Rhomnol.

La réaction est très forte : violentes douleurs, céphalée, forte fièvre pendant un jour et demi.

Mais la marche est bien meilleure.

*14 octobre*. — 5 cmc. d'Énésol et 3 cmc. de Rhomnol.

Il y a encore fièvre le soir, céphalée et beaucoup de douleurs la nuit et le lendemain.

*18 octobre*. — 5 cmc. d'Énésol et 4 cmc. de Nucléalol. Le soir, il y a un peu de fièvre, et la nuit de vives douleurs fulgurantes. Mais les jours suivants, elle va bien.

*21 octobre*. — 5 cmc. d'Énésol et 8 centigr. de nucléinate de soude.

Elle a été très malade : beaucoup de fièvre, violentes douleurs pendant 2 jours, céphalée intense.

*25 octobre*. — 5 cmc. d'Énésol et 0,10 centigr. de nucléinate, la rendent très malade : grosse fièvre, céphalée vive, beaucoup de douleurs pendant un jour et demi.

*28 octobre*. — 5 cmc. d'Énésol et 0,10 centigr. de nucléinate. Le soir même, la malade est prise de fièvre, de violentes douleurs qui durent 2 jours. Pendant les 8 jours qui suivent, elle se plaint d'une grande faiblesse : les jambes fléchissent sous elle.

Cette faiblesse persiste encore le dixième jour où la marche est difficile.

Repos de quinze jours.

*11 novembre*. — 5 cmc. d'Énésol.

Elle a beaucoup moins de douleurs que les fois précédentes, mais elles sont encore assez vives.

*14 novembre*. — 5 cmc. d'Énésol. Il y a peu de douleurs consécutives.

*18 novembre*. — 7 cmc. d'Énésol. Il ne se produit que peu de fièvre, mais beaucoup de douleurs fulgurantes le soir, la nuit et le lendemain, ensuite il y a un calme relatif.

*22 novembre*. — 7 cmc. d'Énésol. Peu de choses à noter sauf quelques douleurs, un ou deux jours après.

*29 novembre*. — 5 cmc. d'Énésol. La marche s'améliore progressivement depuis un mois. Elle souffre beaucoup moins de douleurs fulgurantes. La vue a baissé sensiblement depuis 5 ou 6 mois, et elle continue à baisser malgré les piqûres.

*3 décembre*. — 5 cmc. d'Énésol. Il ne se produit pas de douleurs.

La marche est sensiblement meilleure.

*9 décembre*. — 20 centigr. d'Hectine intraveineux.

Immédiatement après il se produit des fourmillements dans tout le corps, les jambes, les bras, le ventre, durant 8 à 10 minutes. Ces fourmillements sont très pénibles, et s'accompagnent d'angoisse. Elle a envie de vomir toute la soirée. — Fièvre, céphalée, lourdeur des jambes.

*13 décembre*. — On fait une série de 10 piqûres d'Hectine intra-musculaire, à dose de 20 centigr. La malade souffre beaucoup moins, la marche est vraiment très améliorée.

On cesse l'Hectine, elle souffre davantage et marche moins bien.

On fait une nouvelle série de piqûres d'Hectine, de 20 centigr.

Cette fois aucun progrès ne se montre. La marche n'est pas meilleure, et les souffrances sont les mêmes.

On met la malade au repos pendant un mois.

Elle continue à souffrir beaucoup, marche moins bien.

Il est apparu une ecchymose sous-unguéale du gros orteil droit (côté de l'arthropathie).

*22 avril*. — 3 cmc. d'Énésol. Peu de douleurs le soir. Les jours suivants, les douleurs ont diminué. Elle se sent mieux.

*28 avril*. — 5 cmc. d'Énésol. Forte fièvre le soir, céphalée persistant encore le lendemain. Peu de douleurs fulgurantes. Les jours suivants, amélioration très marquée des douleurs et de la marche.

*6 mai*. — 5 cmc. d'Énésol. Forte fièvre, douleurs très marquées persistant sept à huit jours.

Pendant un repos de trois semaines, elle a continué à souffrir.

*26 mai*. — 5 cmc. d'Énésol. Peu de douleurs.

En résumé, dans cette observation de tabès datant de 12 ans avec peu d'ataxie, violentes douleurs et arthropathie tabétique de la hanche, il convient d'insister sur les points suivants : Un premier traitement à l'Énésol détermine une amélioration très sensible. La malade étant empêchée de venir à la consultation suit chez elle, un traitement à l'Hectine, 21 piqûres, soit 4 gr. 20, qui au début accentue l'amélioration. Puis, malgré ce traitement, les douleurs reparaissent ; elles s'exagèrent considérablement pendant une interruption d'un mois. La reprise des injections intraveineuses d'Énésol ne provoque qu'une amélioration très légère. La quantité totale d'Énésol a été de 100 cmc., soit 3 gr. en 22 piqûres.

## *Observation V.*

### TABÈS.

Femme B. — 43 ans.

Vient à l'hôpital *en novembre 1912*, atteinte d'un tabès datant de dix ans, avec douleurs vives dans les membres inférieurs et les membres supérieurs, quelques douleurs en ceinture, et intercostales, sans crises gastriques. Grosse ataxie. Ne peut marcher sans être soutenue par un bras. Cette malade est très amaigrie, très fatiguée, mange très mal et ne peut dormir la nuit à cause des douleurs. Mise en traitement : série de dix piqûres d'Énésol intramusculaire, de deux centimètres cubes chacune, sans résultat.

Série de dix piqûres d'Hectine, de 10 cgr. chaque, qui paraissent atténuer un peu les douleurs.

*En février*, on commence les injections intraveineuses d'Énésol (1re *injection* de 3 cmc. avec légère réaction fébrile et douloureuse le soir. Mais accalmie légère les jours qui suivent.

2e *injection* : 4 cmc. Même crise douloureuse et fébrile. Même sédation de douleurs.

Série de *10 injections intraveineuses de 5 cmc.*

Chaque piqûre détermine une crise douloureuse assez forte pendant la nuit. Mais dans l'intervalle les douleurs diminuent sensiblement. Elle ne souffre presque plus. La marche est améliorée.

*Série de 3 injections intraveineuses de 10 cmc.*

Les réactions douloureuses et fébriles ne sont pas plus fortes. La malade peut marcher seule. L'état général est excellent. Elle a engraissé de plusieurs livres.

A la fin du mois de mai 1913, la malade part pour la campagne où elle reste cinq mois. Pendant les deux premiers mois, elle s'est très bien portée, sans douleurs, marchant beaucoup mieux, mangeant et dormant bien.

Elle déclarait ne s'être jamais portée aussi bien depuis plusieurs années. Mais au milieu du mois d'août, les douleurs commencent à réapparaître. Elles augmentent rapidement et deviennent bientôt aussi violentes, sinon plus qu'avant le traitement.

L'ataxie s'aggrave également et lorsque la malade revient à l'hôpital le 23 octobre 1913, elle marche très difficilement, même soutenue, éprouve des douleurs presque continuelles et très violentes. Elle est très amaigrie et est devenue presque cachectique.

On recommence alors le traitement, mais une dose de 4 cc. d'Énésol intraveineux est manifestement trop forte pour l'état aigu de la malade ; elle présente des réactions extrêmement vives, très pénibles, déterminant de grandes douleurs, des vomissements et des syncopes et rendant nécessaire la suspension immédiate de la médication.

Cette observation est remarquable en ce sens qu'elle comporte un fait très net de neurorécidive. L'amélioration considérable obtenue par le traitement n'a pas persisté plus de deux mois, pendant les vacances de la malade, après quoi elle a été reprise progressivement de symptômes plus aigus et plus graves qu'auparavant. Avant sa rechute, elle avait facilement supporté plusieurs injections de 10 cc. d'Énésol, mais au moment de sa rechute, la dose de 4 cc. s'est manifestée comme beaucoup trop élevée et capable de déterminer des réactions graves.

Il est évident que la récidive d'un tel cas détermine un véritable « état aigu » en présence duquel il faut reprendre le traitement d'une façon beaucoup plus lente et progressive.

## Observation VI.

### TABÈS AVANCÉ AVEC GROSSE ATAXIE

Br. Guillaume. — 37 ans.

Le malade a contracté la syphilis il y a 11 ans.

Les premières douleurs datent de deux ans. Il y a d'abord eu des crampes dans les jambes puis des douleurs fulgurantes et ensuite des douleurs en ceinture.

Il y a un an, début de l'ataxie à évolution rapide. Depuis trois mois, le malade est incapable de marcher sans être soutenu des deux côtés. Les douleurs ont presque disparu.

En même temps que cette ataxie à marche rapide, on constate un début d'ataxie aux membres supérieurs avec engourdissement des deux doigts cubitaux.

Il a eu l'année dernière des crises de vomissements.

Les réflexes sont abolis aux quatre membres mais les réflexes oculaires sont conservés.

Le malade a été traité il y a quelques mois, en janvier 1913, par frictions mercurielles avec 6 gr. d'iodure par jour.

Puis, on a fait 40 piqûres de benzoate d'hydrargyre. Amélioration au début, puis aucun progrès.

En juin dernier, il a suivi le traitement de Quéry sans aucun résultat.

Au mois d'août, il se produit une aggravation manifeste.

En octobre, il a reçu une série de piqûres de benzoate d'hydrargyre sans résultat.

*3 décembre.* — Injection de 5 cmc. d'Énésol intraveineux.

Le soir, fièvre légère, mais depuis, toutes les nuits les douleurs sont plus vives qu'avant.

Le 4 et le 5, s'est produite une petite crise diarrhéique et quelques vomissements le 6 au matin.

*6 décembre 1913.* — Injection de 5 cmc. d'Énésol.

Les douleurs ont été peu vives, le malade a eu la tête lourde et un peu de salivation.

Il n'y a pas de changement. Le 9 octobre, il trouve qu'il marche un peu plus facilement, mais la sensibilité du bout des doigts est un peu diminuée.

*9 décembre 1913.* — 20 cgr. d'Hectine intraveineuse.

Pas de réaction après la piqûre, ni immédiate, ni tardive.

*13 décembre 1913.* — 20 cgr. d'Hectine intraveineuse qui déterminent immédiatement des fourmillements pénibles dans tout le corps et particulièrement dans la région de l'anus. Cette sensation dure quelques minutes et s'apaise. Pas de réaction douloureuse le soir ni les jours suivants.

*16 décembre.* — 40 cgr. d'Hectine provoquent une sensation pénible de fourmillements dans l'anus, les bourses, les fesses, plus accentuées que la fois précédente. Durée quelques minutes.

Le soir, les douleurs sont plus vives que d'ordinaire, elles durent la nuit et pendant 2 jours.

Au bout de 3 jours, la marche est plus facile.

Il ne s'est pas produit de salivation.

Le bord cubital de la main est plus engourdi.

*20 décembre.* — 8 cmc. d'Énésol.

Rien à noter.

*27 décembre.* — 30 cgr. d'Hectine intraveineux.

Même fourmillement dans tout le corps aussitôt après la piqûre. Aucune autre réaction.

*30 décembre.* — 8 cmc. d'Énésol. Ni fièvre, ni douleurs.

*3 janvier.* — 5 cmc. d'Enésol et 5 cgr. de nucléinate.

Le malade a eu le soir un violent mal de tête avec un peu de fièvre. Douleurs très vives dans les deux jambes qui disparaissent dans la nuit.

Le lendemain, les jambes sont un peu plus raides puis il se produit une amélioration sensible de la marche les jours suivants. Le malade a pu faire 200 mètres sur le boulevard, sans canne.

*10 janvier.* — 5 cmc. d'Énésol et 10 cgr. de nucléinate.

Fièvre le soir assez vive et douleurs fulgurantes très violentes pendant 3 ou 4 heures.

Le lendemain, les jambes étaient raides, et avec défaillances pendant un ou deux jours. Puis ces troubles disparaissent et la marche devient meilleure.

*17 janvier.* — 5 cmc. d'Énésol ne donnent aucune réaction.

*20 janvier.* — 5 cmc. d'Énésol.

*Repos pendant 10 jours.*

Trois jours après la dernière piqûre, sont apparues des douleurs vives et fréquentes. La marche est redevenue plus difficile.

*30 janvier.* — 5 cmc. d'Enésol.

Le malade va un peu mieux.

Les douleurs ont disparu et la raideur des jambes s'atténue.

*3 février.* — 45 centigr. d'Oléarsol.

Il n'y a presque pas de douleurs mais pas de changement.

*10 février.* — 5 cmc. d'Enésol.

*18 février.* — 5 cmc. d'Énésol.

*25 février.* — 5 cmc. d'Énésol. Ces trois piqûres n'ont pas provoqué de douleurs.

*4 mars.* — 45 cgr. de Néo-Salvarsan. Quelques douleurs.

*10 mars.* — 45 cgr. de Néo-Salvarsan. Cette injection a réveillé le lendemain des douleurs pendant 6 heures.

*17 mars.* — 7 cmc. d'Énésol.

Le malade, obligé de quitter Paris, interrompt le traitement. Il déclare sa marche sensiblement améliorée.

En résumé, tabès à marche rapide évoluant depuis deux ans et ayant abouti à une ataxie énorme. Les douleurs ont presque complètement disparu. Le traitement par l'Énésol (13 piqûres, soit 2 gr. 19), par l'Hectine (4 piqûres ou 1 gr. 10), par le Néo-Salvarsan (1 gr. 35) aboutit à une amélioration très sensible de l'état général mais avec progrès minime de la marche. Presque toutes les injections étaient indolores ou ne réveillaient que de faibles douleurs.

## Observation VII.

### TABÈS

Mme C. Maria. — 41 ans.

Cette femme a eu un enfant mort-né et deux fausses-couches, puis une petite fille vivante et rachitique.

Il y a cinq ou six ans, elle a eu des troubles de la vue qui ont guéri par huit piqûres d'huile grise.

Le tabès remonte à deux ans. Depuis cette époque, elle marche très mal. Pendant les six mois qui avaient précédé elle avait eu des douleurs fulgurantes.

L'ataxie a présenté une marche très rapide au moment où la malade a eu des pertes sanglantes très abondantes génitales ou urinaires (?). A ce moment, elle ne souffrait presque plus.

En même temps elle a eu de l'amblyopie et de la diplopie.

Le traitement a consisté en trente piqûres de benzoate d'hydrargyre. La vue s'est améliorée mais non les jambes.

Il y a cinq mois, elle a reçu une série de dix piqûres de biiodure après deux ou trois injections d'huile grise, le tout sans effet.

*Actuellement,* la vue est bonne. Les douleurs dans les jambes ne sont pas très vives. L'ataxie est très marquée et s'accompagne de gros troubles de la sensibilité. De chaque côté, les deux doigts cubitaux sont engourdis.

Elle a eu autrefois des troubles vésicaux importants. Elle va mieux mais elle présente des mictions involontaires ou est obligée de pousser.

*Traitement : 3 novembre.* — 2 cmc. d'Énésol intraveineux. Il ne se produit pas de fièvre mais un peu de douleurs dans les jambes pendant trois ou quatre heures.

Ensuite, elle n'a pas de douleurs.

*11 novembre.* — 3 cmc. d'Énésol.

Le soir, elle a souffert des jambes pendant deux heures, ensuite elle n'a plus rien ressenti.

*15 novembre.* — 5 cmc. d'Énésol.

Elle n'a pas de fièvre ni de douleurs, seulement quelques coliques sans diarrhée le lendemain.

*18 novembre.* — 5 cmc. d'Énésol. Cette piqûre donne encore quelques coliques, mais aucune fièvre, ni aucune douleur.

La malade trouve qu'elle marche mieux.

*22 novembre.* — 5 cmc. d'Énésol. Il se produit de la fièvre le soir et le lendemain, avec des douleurs très vives. Les règles apparaissent le même jour.

*25 novembre.* — 5 cmc. d'Énésol.

Le soir elle a souffert jusqu'à onze heures et de même tous les jours depuis la piqûre.

*29 novembre.* — 5 cmc. d'Énésol.

Elle a beaucoup souffert le soir. Les soirs suivants les douleurs ont été moins fortes.

*3 décembre.* — 5 cmc. d'Énésol.

Les douleurs sont insignifiantes le soir et nulles les autres jours.

*6 décembre.* — 5 cmc. d'Énésol. Elle n'a eu ni fièvre, ni douleurs. Elle marche sensiblement mieux.

*9 décembre.* — 5 cmc. d'Énésol. Elle souffre beaucoup la première nuit et un peu les jours suivants.

*13 décembre.* — 20 cgr. d'Hectine intraveineux. La malade accuse des fourmillements dans l'anus, le ventre et les jambes pendant quelques minutes, immédiatement après la piqûre. Presque tous les jours suivants elle a senti quelques douleurs peu vives.

*16 décembre.* — 5 cmc. d'Énésol. Il ne se produit pas de douleurs après la piqûre.

*20 décembre.* — 5 cmc. d'Énésol. Elle est prise le soir à 7 heures de douleurs jusqu'au lendemain soir.

*23 décembre.* — 5 cmc. d'Énésol. La malade a eu des douleurs pendant trois heures seulement.

*27 décembre.* — 5 cmc. d'Énésol.

Quelques douleurs apparaissent le troisième jour.

*30 décembre.* — 5 cmc. d'Énésol.

Tout de suite après la piqûre, elle est prise de douleurs qui durent pendant quarante heures.

*10 janvier.* — 5 cmc. d'Énésol. Il n'y a presque pas de douleurs.

*13 janvier.* — 5 cmc. d'Énésol. Il ne se produit aucune douleur. La marche est bien meilleure.

*17 janvier.* — 5 cmc. d'Énésol. Tous les soirs suivants apparaissent quelques douleurs.

*20 janvier 1914.* — 5 cmc. d'Énésol.

*30 janvier.* — 5 cmc. d'Énésol.

Pas de douleurs.

*3 février.* — 7 cmc. d'Énésol.

Quelques douleurs, peu vives. La marche est toujours meilleure.

*10 février.* — 7 cmc. d'Énésol. Pas de douleurs.

*17 février.* — 5 cmc d'Énésol et 10 cgr. de nucléinate.

La réaction est très forte. Le soir, se produit une fièvre avec plusieurs fois sensations de syncope, très violentes douleurs à la tête, aux bras et aux jambes, vomissements et diarrhée. Cette crise dure jusqu'au lendemain. Trois jours passent ensuite sans douleurs. Puis les douleurs reviennent ensuite tous les soirs, légères. La malade trouve que la marche est meilleure. Elle commence à marcher seule avec une canne.

*28 février.* — 7 cmc. d'Énésol et 10 cgr. de nucléinate.

Ces pipûres ont donné beaucoup de douleurs.

*5 mars.* — 45 cgr. de Néo-Salvarsan. Quelques douleurs pas très fortes.

*10 mars.* — 45 cgr. de Néo-Salvarsan. Il se produit encore quelques douleurs peu fortes.

*14 mars.* — 5 cmc. d'Énésol déterminent quelques douleurs.

*17 mars.* — 5 cmc. d'Énésol. Il se produit encore quelques douleurs. La malade va bien.

*24 mars.* — 8 cmc. d'Énésol et 10 cgr. de nucléinate.

Elle a été très malade : fièvre, douleurs très vives, diarrhée, vomissements jusqu'à 4 heures du matin le premier jour.

Le lendemain, encore quelques douleurs et sensation d'extrême fatigue.

Le surlendemain, la malade n'a presque plus de douleurs et se sent très forte. Depuis, elle dit qu'elle marche mieux et ne souffre presque plus. Elle a eu cependant une forte crise la nuit, six jours après la piqûre.

*30 mars.* — 8 cmc. d'Énésol.

Elle a eu quelques douleurs mais peu fortes, sans fièvre ni diarrhée. Toute la semaine, elle a été très bien, sans douleurs et marchant beaucoup mieux.

*7 avril.* — 8 cmc. d'Énésol.

Pas de réaction douloureuse.

*20 avril.* — 5 cmc. d'Énésol. Quelques douleurs.

*25 avril.* — 3 cgr. de cyanure de mercure intraveineux.

Violentes douleurs dans les jambes, les bras, les yeux, la tête durant quatre jours. Mais en même temps, apparition de fortes coliques avec diarrhée.

*28 avril.* — Reprise de l'Énésol, 5 cmc. Quelques douleurs.

*5 mai.* — 5 cmc. d'Énésol. Quelques douleurs.

La marche est vraiment très améliorée. Elle peut faire une centaine de pas, seule avec sa canne, tandis qu'au début du traitement, elle était obligée de s'appuyer sur un aide.

En résumé, tabès à évolution rapide, ataxie très marquée. Amélioration considérable de la marche et diminution sensible des douleurs obtenue par 33 piqûres d'Énésol, soit 4 gr. 68, une d'Hectine et 2, soit 90 cgr., de Néo-Salvarsan.

## *Observation VIII.*

### TABÈS

Ch. Paul, 50 ans. — Placier.

Pas de syphilis connue. Le tabès date au moins de quinze ans. Il a débuté par des douleurs peu marquées dans les jambes. Puis les douleurs se sont exagérées peu à peu ; elles sont devenues très violentes depuis trois ans. Ce sont des douleurs incessantes, venant toutes les 3 ou 4 minutes, sans interruption, violentes au point de faire crier le malade.

La marche est à peu près normale : il y a très peu d'ataxie, quelques mictions involontaires et quelques mictions impérieuses.

Les réflexes rotuliens et achilléens sont abolis. Romberg léger, myosis extrême, Argyll-Robertson.

Le malade a reçu plusieurs séries de benzoate d'hydrargye, à la suite desquelles il a remarqué peut-être une légère atténuation des douleurs.

*20 septembre.* — 45 cgr. de Néo-Salvarsan sans réaction.

*25 septembre.* — 90 cgr. de Néo-Salvarsan. Les douleurs augmentent sensiblement pendant deux ou trois jours, ensuite elles sont peut-être un peu moins vives.

*4 octobre.* — 5 cmc. d'Énésol. Le soir, il y a un peu de fièvre, les douleurs habituelles de la nuit ont été plus vives. Le malade a eu le 5 et le 6 quelques sensations de défaillance des jambes inconnues jusqu'à présent.

*7 octobre.* — 5 cmc. d'Énésol. Pas de fièvre. Les douleurs habituelles se sont montrées le soir, mais le lendemain et pendant quarante-huit heures, elles ont été beaucoup plus vives.

*11 octobre.* — 5 cmc. d'Énésol. Il ne se produit ni fièvre, ni douleurs après la piqûre. Les douleurs fulgurantes sont très sensiblement atténuées.

*14 octobre.* — 5 cmc. d'Énésol. Pas de fièvre, ni de douleurs. La marche est meilleure, plus solide, les douleurs sont certainement moins vives.

*18 octobre.* — 5 cmc. d'Énésol. L'injection est suivie de fièvre légère le soir et de vagues douleurs.

*21 octobre.* — 5 cmc. d'Énésol et 5 cgr. de nucléinate. Fièvre légère le soir, accompagnée de douleurs assez vives.

*25 octobre.* — 5 cmc. d'Énésol et 7 cgr. de nucléinate. Le soir, forte fièvre accompagnée d'insomnie et de violentes douleurs dans les jambes.

*28 octobre.* — 5 cmc. d'Énésol et 5 cgr. de nucléinate. Le soir, le malade a un peu de fièvre et des douleurs beaucoup plus fortes que les autres jours.

La marche est beaucoup meilleure.

*4 novembre.* — 5 cmc. d'Énésol et 5 cgr. de nucléinate. Le soir, il y a fièvre et douleurs qui se continuent un peu le lendemain et le surlendemain.

*7 novembre.* — 20 cgr. d'Hectine intra-musculaire sans fièvre ni douleurs.

*11 novembre.* — 5 cmc. d'Énésol et 10 cgr. de nucléinate.

Le malade a beaucoup de fièvre et de douleurs pendant toute la nuit.

Les douleurs sont plus rares qu'avant le traitement. Atténuation les jours suivants.

*15 novembre.* — 90 cgr. de Néo-Salvarsan.

*18 novembre.* — 90 cgr. de Néo-Salvarsan.

Les douleurs sont plutôt moins vives. Il y a eu chaque fois un peu de diarrhée et des poussées d'urticaire.

*Repos pendant un mois.*

Pendant ce temps, le malade n'a pas perdu les progrès acquis mais n'a rien gagné. La marche est berucoup plus facile, l'équilibre est meilleur. Mais les douleurs n'ont pas changé, quoique peut-être un peu moins vives.

On fait une série de 10 piqûres d'Hectine de 20 cgr.

Les douleurs ont diminué, les jambes sont plus solides, mais le malade souffre encore beaucoup. Les piqûres ne provoquaient pas de douleurs.

Après huit jours de repos, on ne trouve aucune différence.

Nouvelle série de 10 piqûres de 20 cgr. d'Hectine. Pendant la série, il y a un peu de mieux, mais dès la fin du traitement les douleurs reviennent aussi fortes qu'avant, très violentes.

La marche reste meilleure.

En résumé, tabès très ancien, datant au moins de quinze ans, uniquement caractérisé par des douleurs sans ataxie, quatre injections de Néo-Salvarsan, dix injections d'Énésol, soit 1 gr. 50, 21 piqûres d'Hectine, soit 4 gr. 20, n'ont amené à peu près aucune amélioration.

### Observation IX.

#### TABÈS AVANCÉ

M<sup>me</sup> Cr. — 48 ans, se présente pour la première fois en *novembre 1912*.

Elle s'est mariée à 20 ans, n'a eu ni enfants, ni fausses couches. Le tabès date de 15 ans. Il a débuté par des douleurs fulgurantes. L'incoordination a fait des progrès rapides. Elle ne peut plus marcher seule depuis 7 ou 8 ans.

Les réflexes rotuliens et achilléens sont abolis. Signe d'Argyll.

Les douleurs fulgurantes viennent par crises de 4 jours, tous les quinze jours depuis plusieurs années.

L'incoordination des membres inférieurs est assez marquée.

On fait alors 6 piqûres d'huile grise qui ne produisent aucune réaction ni changement.

On donne ensuite 6 lavements de Néo-Salvarsan, de 90 cgr., sans réaction et sans résultat, puis 4 autres lavements avec injection, de 10 cgr. de nucléinate chaque fois.

Antérieurement au traitement, elle avait quatre jours de crise à peu près tous les quinze jours.

Pendant les quatre semaines de traitement, elle n'a pas eu d'autres douleurs que celles provoquées par l'injection.

Après un repos de douze jours, on fait une piqûre de 45 cgr. de Néo-Salvarsan suivie 6 heures après de ponction lombaire.

Il se produit de la céphalée, de la fièvre et des douleurs fulgurantes terribles pendant plusieurs jours.

La céphalée persiste avec les douleurs pendant quinze jours.

Elle est mise aux piqûres d'Hectine : trois de 20 cgr. par semaine. Les douleurs se calment peu à peu, la malade se trouve assez améliorée. Incoordination des jambes moins marquée. Elle ne souffre presque plus.

Elle reçoit en tout 20 piqûres d'Hectine de 20 cgr. Elle est très améliorée surtout au point de vue des douleurs fulgurantes. Elle a engraissé.

Pendant les vacances, elle ne reçoit pas de traitement, les douleurs reviennent peu à peu aussi fortes qu'avant.

Les crises douloureuses d'une journée reviennent tous les deux ou trois jours.

L'incoordination s'est reproduite aussi marquée qu'avant le traitement.

*7 octobre.* — 5 cc. d'Énésol. Elle n'a pas de fièvre. Les douleurs dans les jambes sont assez fortes. Vives douleurs abdominales.

*11 octobre.* — 5 cc. d'Énésol. Il n'y a ni fièvre, ni douleurs le jour même, mais le lendemain, des douleurs vives. Pas de diarrhée. Très peu d'œdème de la face et des jambes. Dans l'urine, on trouve de l'albumine.

Elle a maigri de trois livres en quelques jours.

On suspend le traitement par l'Énésol et on fait une série de 10 piqûres de 20 cgr. d'Hectine.

De nouveau, elle va bien, souffre peu et a engraissé.

Elle déclare qu'elle marche sensiblement mieux qu'au mois de juin.

*15 novembre.* — 45 cgr. de Néo-Salvarsan.

*18 novembre.* — 90 cgr. de Néo-Salvarsan.

Il ne se produit ni douleurs, ni fièvre, mais un peu de diarrhée et des coliques assez fortes après les piqûres.

Les douleurs sont beaucoup plus vives. La marche n'est pas modifiée.

*22 novembre.* — 90 cgr. de Néo-Salvarsan.

Elle a encore eu de vives douleurs de 10 h. du soir à 7 h. du matin, sans fièvre.

Le lendemain, elle a de la diarrhée sans coliques, toute la nuit et encore un peu le surlendemain.

L'urine contient de nouveau une certaine quantité d'albumine.

*25 novembre.* — Elle est remise à l'Hectine : vingt piqûres de 20 cgr.

De nouveau, elle va bien. Elle ne souffre presque plus.

Elle marche beaucoup mieux qu'avant le traitement.

En résumé, cette malade atteinte de tabès avec grosse ataxie, a été légèrement améliorée par 10 piqûres, soit 8 gr. 10 de Néo-Salvarsan. Atteinte de néphrite légère, elle n'a pu supporter les injections intra-veineuses d'Énésol qui provoquaient de l'albuminurie, de l'œdème des jambes et de l'amaigrissement. L'Hectine (50 injections, soit 10 grammes), très bien supportée, au contraire, améliorant l'état général, a amené une disparition presque complète des douleurs et une amélioration très sensible de la marche.

## *Observation X.*

### TABÈS

Mme D. — 57 ans.

Troubles de la vue : Atrophie optique au début.

Il n'y a ni ataxie ni douleurs.

Les réflexes sont abolis. Signe d'Argyll-Robertson.

*28 novembre.* — 3 cmc. d'Énésol intraveineux. Un peu de céphalée.

*4 novembre.* — 5 cmc. d'Énésol. Céphalée légère. Pas de fièvre.

*7 novembre.* — 20 cgr. d'Hectine.

Pas de réaction.

*11 novembre.* — 5 cmc. d'Énésol et 4 cgr. de nucléinate de soude.

Il se produit une grosse fièvre le soir et la nuit avec céphalée violente.

Il n'y a pas de changement dans l'état de la malade.

*15 novembre.* — 5 cmc. d'Énésol. Ni fièvre, ni céphalée.

La vue est un peu meilleure.

*18 novembre.* — 6 cmc. d'Énésol. Pas de fièvre.

A l'ombre, dans les appartements, elle commence à voir mieux mais au dehors et surtout au soleil, elle voit toujours trouble.

*22 novembre.* — 5 cmc. d'Énésol. Pas de réaction.

*25 novembre.* — 5 cmc. d'Énésol.

*Repos de quinze jours* à la suite duquel on n'observe pas de changement.

*9 décembre.* — 45 cgr. de Néo-Salvarsan. Elle voit plutôt moins bien.

*13 décembre.* — 90 cgr. de Néo-Salvarsan. Pas de réaction.

*16 décembre.* — 90 cgr. de Néo-Salvarsan. Elle a eu beaucoup de fièvre après la piqûre et très mal à la tête. Elle n'y voit pas mieux, mais plutôt moins bien.

*23 décembre.* — 5 cmc. d'Énésol.

*26 décembre.* — 5 cmc. d'Énésol.

Elle se plaint d'y voir beaucoup moins bien.

*30 décembre.* — 5 cmc. d'Énésol et 10 cgr. de nucléinate.

Pas de fièvre ; pas de douleurs.

*3 janvier.* — 8 cmc. d'Énésol et 10 cgr. de nucléinate.

Il y a un peu de fièvre le soir. Quelques douleurs dans les bras. La vue est plutôt meilleure.

*10 janvier.* — 8 cmc. d'Énésol et 10 cgr. de nucléinate.

Pas de fièvre, mal à la tête le soir mais pas de douleurs fulgurantes.

La vue de l'œil gauche est sensiblement meilleure.

*13 janvier.* — 10 cmc. d'Énésol et 10 cgr. de nucléinate.

Fièvre le soir.

La vue a plutôt baissé depuis la dernière piqûre.

*17 janvier.* — 5 cmc. d'Énésol.

*Repos de quinze jours.*

Pas de douleurs. L'œil gauche a sensiblement gagné pendant ces quinze jours. L'œil droit n'a pas gagné. Il n'y a pas de maux de tête.

*31 janvier.* — 4 cmc. d'Énésol. Pas de mal à la tête.

*3 février.* — 45 cgr. d'Oléoarsol.

Il n'y a pas d'autre réaction que la douleur locale.

*10 février.* — 5 cmc. d'Énésol, sans réaction.

*17 février.* — 5 cmc. d'Énésol et 10 cgr. de nucléinate. Fièvre légère le soir, sans céphalée.

L'œil gauche est amélioré mais l'œil droit ne gagne pas.

La malade est mise au repos pour 6 semaines. Elle revient le 31 mars. Elle va toujours assez bien. La vision de l'œil gauche est très améliorée.

Elle a reçu 17 piqûres d'Énésol, soit 2 gr. 80 et 2 gr. 70 de 914 en 4 fois.

## Observation XI.

### TABÈS ATAXIQUE

M. D. Justin. — 46 ans, peintre en bâtiments.

Il est venu pour la première fois le 18 septembre 1913.

Il n'a jamais eu d'accidents saturnins, ni coliques, ni paralysie. Syphilis en 1900 par chancre de la lèvre. Il a été soigné par des pilules. Il n'a jamais eu de maux de tête.

Le début du tabès remonte à 4 ans. C'est par des fléchissements des jambes qu'il s'est d'abord manifesté.

Quelques mois après l'affection s'est aggravée brusquement. Cette aggravation paraît être survenue à la suite d'une petite intoxication saturnine. En quelques jours la perte de l'équilibre a été complète, sans douleurs.

On l'a traité par des frictions puis des piqûres dans le service de M. Babinski. Ce traitement a déterminé de la stomatite mais n'a pas donné de résultats appréciables.

Depuis, il ne s'est pas produit d'amélioration, mais les douleurs fulgurantes sont survenues. Les crises se produisent tous les huit ou quinze jours.

Pour uriner, le malade est obligé de pousser. Parfois il perd ses urines.

Il a de la gêne et de l'engourdissement des trois derniers doigts de la main droite.

Pas de douleurs aux membres supérieurs. Jamais de crises gastriques mais quelques douleurs légères, en ceinture.

*Examen :* On trouve une ataxie très marquée. Les réflexes rotuliens et achilléens sont abolis à gauche, affaiblis à droite.

La compression du groupe musculaire antéro-externe de la jambe détermine la flexion dorsale du gros orteil.

Hypotonie musculaire. Gros troubles de la sensibilité tactile et profonde.

Aux membres supérieurs, on constate une légère hypoesthésie cubitale surtout au bras droit et une légère incoordination. Pas d'Argyll-Robertson.

Le malade n'a pas subi de traitement depuis au moins deux ans.

*18 septembre 1912.* — Piqûre de 3 cmc. d'Énésol, qui provoque seulement quelques douleurs sans fièvre.

*23 septembre.* — 5 cmc. d'Énésol. Ni fièvre, ni douleurs.

*27 septembre.* — 7 cmc. d'Énésol. Ni fièvre ni douleurs mais il aurait eu le soir la sensation de striction de la gorge avec suffocation ou étouffements (?).

*30 septembre.* — 5 cmc. d'Énésol. Pas de fièvre, ni de douleurs.

*4 octobre.* — 10 cmc. d'Énésol. Fièvre, le soir.

Trois jours après, il a eu une crise de vives douleurs fulgurantes, comme il n'en avait pas eu depuis longtemps.

*7 octobre.* — 5 cmc. d'Énésol et 4 cmc. de Rhomnol.

Pendant la semaine qui suit les douleurs sont plus fortes.

*14 octobre.* — 5 cmc. d'Énésol et 4 cmc. de Rhomnol. Fièvre légère, sans douleurs.

*18 octobre.* — 5 cmc. d'Énésol.

*21 octobre.* — 5 cmc. d'Énésol. Ni douleurs, ni fièvre.

*25 octobre.* — 5 cmc. d'Énésol et 8 cgr. de nucléinate.

Le soir le malade est pris de fièvre violente avec douleurs très vives. Il a eu l'après-midi deux petites « faiblesses » avec sueurs froides.

Il ne présente pas d'amélioration.

*3 novembre.* — 5 cmc. d'Énésol et 10 cgr. de nucléinate.

Il a un peu de fièvre mais peu de douleurs.

*11 novembre.* — 5 cmc. d'Énésol et 10 cgr. de nucléinate.

Douleurs très vives. Aucune amélioration fonctionnelle.

*14 novembre.* — 5 cmc. d'Énésol. Pas de réaction.

*18 novembre.* — 90 cgr. de néosalvarsan.

Douleurs très violentes le soir et le lendemain avec fièvre légère.

La semaine qui suit il a eu une diarrhée glaireuse. Il a souffert de violentes douleurs pendant trois jours.

*25 novembre.* — 90 cgr. de Néo-Salvarsan. Vives douleurs le soir et la nuit.

Le malade a interrompu son traitement. Il n'a éprouvé en somme aucune amélioration. Les douleurs et l'ataxie sont aussi prononcées qu'avant.

En somme, insuccès complet du traitement dans un cas de tabès avancé avec douleurs vives et grosse ataxie.

## Observation XII.

### TABÈS. — MAL PERFORANT

M. D. — 41 ans.

Le tabès date de quatre ans. Depuis deux ans, la marche est plus difficile. Il y a eu peu de douleurs fulgurantes.

Le gros orteil gauche est atteint d'un mal perforant qui s'est amélioré un peu à la suite de vingt piqûres de biiodure.

A droite on trouve la cicatrice d'un autre mal perforant guéri.

Les réflexes rotuliens et achilléens sont abolis. Retard de la sensibilité. Marche légèrement ataxique avec signe de Romberg. La pupille gauche est beaucoup plus grande que la droite. Signe d'Argyll en mydriase.

Le malade est obligé de se sonder.

Il y a un an il a reçu 9 piqûres d'huile grise, puis on a fait deux séries de 10 piqûres de biiodure. La démarche s'est légèrement améliorée. C'est à ce traitement qu'est due la guérison d'un des maux perforants et l'amélioration de l'autre.

*18 octobre 1913.* — 3 cmc. d'Énésol intraveineux. Ni fièvre, ni douleurs la nuit. Les douleurs sont plutôt un peu plus fortes qu'auparavant.

*21 octobre.* — 5 cmc. d'Énésol. Une heure après survient un vomissement. Il en avait eu de semblables au début de sa maladie (petites crises gastriques ?). Ensuite, il a une grosse fièvre pendant trois ou quatre heures et quelques douleurs peu vives dans les jambes et le bras droit.

Cet état dure jusqu'au lendemain.

*25 octobre.* — 5 cmc. d'Énésol. Le soir, il a de la fièvre et des douleurs légères pendant une heure.

*28 octobre.* — 5 cmc. d'Énésol. Quelques douleurs mais pas de fièvre.

*4 novembre.* — Le malade qui n'est pas venu depuis 8 jours se sent un peu plus fort sur ses jambes.

On fait 4 cmc. d'Énésol. Pas de fièvre mais des douleurs dans les jambes pendant la moitié de la nuit.

Le mal perforant est complètement cicatrisé. La marche est meilleure.

*7 novembre.* — 20 cgr. d'Hectine. Pas de douleurs le soir mais le lendemain aprèsmidi, douleur assez vive.

*11 novembre.* — 5 cmc. d'Énésol. Fièvre légère mais les douleurs, très vives durent toute la nuit et une partie du lendemain.

La marche est sensiblement meilleure. Il peut maintenant circuler chez lui sans canne.

*16 novembre.* — 5 cmc. d'Énésol. Quelques légères douleurs, sans fièvre.

*18 novembre.* — 5 cmc. d'Énésol. Peu de douleurs. Pas de fièvre.

*22 novembre.* — 5 cmc. d'Énésol. Peu de fièvre le soir de la piqûre mais pas de douleurs.

La marche est bien meilleure. Il circule seul dans les rues ; auparavant, il ne sortait qu'accompagné.

Les douleurs, peu intenses avant le début du traitement, ont d'abord été réveillées par lui, puis atténuées. Il souffre très peu.

*25 novembre.* — 5 cmc. d'Énésol.

*Après un repos de 20 jours,* le malade n'a rien perdu de ce qu'il avait gagné. Il a eu quelques douleurs bien moins fortes et plus rares qu'avant le traitement.

*20 décembre 1913.* — 5 cmc. d'Énésol. Rien après la piqûre. Quelques légères douleurs le troisième jour.

*23 décembre.* — 5 cmc. d'Énésol.

*26 décembre.* — 5 cmc. d'Énésol. Ni fièvre, ni douleurs.

*3 janvier.* — 5 cmc. d'Énésol et 5 cgr. de nucléinate.

Le malade n'a pas souffert mais il a eu un peu de fièvre.

Revu le 10 janvier il est encore fatigué. Il mange moins bien. Les jambes sont un peu enflées, sans qu'il y ait d'albumine.

*10 janvier.* — 5 cmc. d'Énésol.

Il se produit de vives douleurs trois jours après.

*13 janvier.* — 5 cmc. d'Énésol. Aucune réaction.

Depuis ce temps, il marche toujours bien.

*30 janvier.* — 5 cmc. d'Énésol. Le mieux continue et la piqûre ne donne pas de réaction.

*3 février.* — 30 cgr. d'Oléoarsol. Pas de réaction.

*10 février.* — 5 cmc. d'Énésol. Pas de réaction fébrile. Douleurs pendant une heure après la piqûre.

*28 février.* — 5 cmc. d'Énésol et 5 cgr. de nucléinate.

Un peu de fièvre et quelques douleurs la nuit.

Le malade s'étant brûlé accidentellement au pied a dû garder la chambre et suspendre son traitement pendant deux mois. Pendant six semaines, il n'a pas souffert mais depuis quinze jours les douleurs reviennent progressivement dans les jambes, les cuisses et même le bras gauche où il n'en avait jamais éprouvé auparavant.

La marche est sensiblement plus difficile depuis quinze jours.

Remis au traitement le *28 avril.* 3 cmc. d'Énésol. Douleurs assez vives.

*5 mai.* — 4 cmc. d'Énésol. Douleurs très vives.

*12 mai.* — 5 cmc. d'Énésol. Douleurs assez fortes le soir. Mais les douleurs dans l'intervalle des piqûres ont déjà diminué sensiblement et la marche s'est améliorée rapidement.

*18 mai.* — 5 cmc. d'Énésol. Les douleurs le soir sont moins vives.

Les crises intercalaires ont complètement disparu.

*En résumé* tabès avec ataxie légère et maux perforants. Amélioration légère par le biiodure de mercure. Disparition d'un mal perforant à la suite de quatre piqûres d'Énésol. Suppression des douleurs et amélioration de la marche par vingt et une piqûres d'Énésol (soit 1 gr. 01). Repos pendant deux mois. Au bout de six semaines les douleurs et l'ataxie reparaissent, rapidement enrayées par la reprise du traitement.

## Observation XIII.

### TABÈS PRÉATAXIQUE

M. D. — 49 ans.

Le malade a contracté la syphilis à 28 ans. Le tabès avec douleurs fulgurantes et élancements date de 7 à 8 ans. Ces phénomènes sont peu marqués. Pas d'ataxie. Pas de signe de Romberg. Les réflexes rotuliens et achilléens sont abolis. La miction n'est pas troublée.

Il se plaint surtout de diplopie par parésie du moteur oculaire commun gauche qui l'a contraint à abandonner son travail depuis trois mois.

Il accuse d'autre part un engourdissement douloureux de la partie inférieure de la face et du cou du côté droit (cervical supérieur).

Les pupilles sont larges, un peu inégales, immobiles à la lumière. Elles réagissent à l'accommodation.

On lui fait 10 piqûres d'Énésol intramusculaire. La vue devient peut-être un peu meilleure.

*14 novembre 1913.* — 3 cc. d'Énésol intraveineux. Le soir, le malade a peu de fièvre, n'a ni céphalée, ni douleurs dans les jambes.

*22 novembre.* — 5 cc. d'Énésol. Il n'a pas de fièvre ni de douleurs.

*28 novembre.* — 5 cc. d'Énésol. Il n'a pas de fièvre, pas de douleurs, un peu de courbature seulement le lendemain. Depuis le début du traitement, il ne s'est pas produit de changement.

*29 novembre.* — 5 cc. d'Énésol. Il se produit un peu de fièvre. Les névralgies très pénibles qu'il éprouvait dans la région parotidienne et qui étaient très aiguës avant le traitement ont disparu.

*3 décembre.* — 5 cc. d'Énésol. Le soir, il a un peu de fièvre et le lendemain soir, quelques douleurs dans la région cervicale supérieure. Le 4 et le 5, il a une douleur sur le trajet du sciatique. Cette névralgie n'a pas duré.

*6 décembre.* — 5 cc. d'Énésol. Pas de réaction, mais peu de changement dans son état.

*9 décembre.* — 45 cgr. de Néo-Salvarsan. Après la piqûre, il ne survient ni fièvre, ni douleurs.

*13 décembre.* — 90 cgr. de Néo-Salvarsan. Pendant deux à trois jours, le malade a une fièvre légère, sans douleurs. Il y a toujours de la diplopie mais peut-être un peu moindre.

*20 décembre.* — 5 cc. d'Énésol. Le soir, il y a un peu de fièvre et des douleurs abdominales. Le lendemain se produit une crise de douleurs fulgurantes.

*23 décembre.* — 5 cc. d'Énésol.

*26 décembre.* — 30 cgr. d'Hectine. Immédiatement après, le malade ressent des fourmillements généralisés qui disparaissent au bout de quelques secondes. Le soir même, il a des coliques violentes avec faux besoins d'aller à la selle.

*30 décembre.* — 5 cc. d'Énésol et 5 cgr. de nucléinate. Le malade éprouve quelques douleurs fulgurantes dans les jambes, un peu de fièvre, mais pas de céphalée.

*3 janvier 1914.* — 5 cc. d'Énésol et 5 cgr. de nucléinate. Pas de fièvre le soir, ni de céphalée. Cinq ou six jours après, il se plaint de maux de tête et de lourdeur de la jambe droite.

La vision est meilleure.

*10 janvier.* — 8 cc. d'Énésol et 5 cgr. de nucléinate. Il a un peu de fièvre, mais pas de douleurs.

*13 janvier.* — 5 cc. d'Énésol. Fièvre légère.

La diplopie est très améliorée, mais il y a toujours un peu d'engourdissement dans la moitié droite de la face.

*17 janvier.* — 5 cc. d'Énésol. Le malade se sent fatigué, en ce moment, il se plaint d'une céphalée légère, mais permanente. Il est mis au repos pour trois semaines.

Il n'y a pas de changement, la vue reste améliorée, il n'y a pas de douleurs.

*3 février.* — 30 cgr. d'Oléoarsol.

Pendant plusieurs jours, le malade a des douleurs assez vives et de la fièvre le soir.

*10 février.* — 5 cc. d'Énésol. Pas de réaction. Le malade a repris son travail sans difficulté. Il voit bien mais en vision oblique, la diplopie persiste, quoique très diminuée. Il y a toujours une légère sensation d'engourdissement mais qui n'est plus douloureuse.

*17 février.* — 8 cc. d'Énésol.

*3 mars.* — 8 cc. d'Énésol.

*17 mars.* — 8 cc. d'Énésol et 10 cgr. de nucléinate.

*31 mars.* — 5 cc. d'Énésol. Les dernières piqûres n'ont déterminé aucune réaction douloureuse, l'amélioration persiste.

Après un repos de 50 jours, le malade reprend son travail. La diplopie n'existe plus que dans les mouvements extrêmes. L'état général est excellent.

*23 mai 1914.* — 5 cc. d'Énésol. Fièvre très légère. Pas de céphalée.

*10 mars.* — 10 cc. d'Énésol. Sans réaction fébrile. État général excellent.

## *Observation XIV.*

### CRISES GASTRIQUES TABÉTIQUES

Mme E. L.

Tabès préataxique avec violentes crises gastriques, datant de trois ans. Quelques douleurs fulgurantes dans les jambes.

*Examen (10 mai 1913).* — Les réflexes rotuliens et achilléens sont normaux.

Pas de signe de Romberg. Pas de troubles de la miction. Signe d'Argyll-Robertson.

Dans les membres supérieurs, elle éprouve quelques douleurs vagues, des fourmillements, des engourdissements, surtout à droite, particulièrement marqués par les trois derniers doigts.

A droite, le réflexe périosté radial droit est aboli, le réflexe cubital conservé. L'olécranien est faible.

La sensibilité est diminuée dans tout le bras droit sans territoire bien net mais le domaine de la 4e et de la 5e cervicale (région de l'épaule) est respecté.

Les crises gastriques surviennent depuis trois ans au moins, irrégulièrement tous les deux ou trois mois; le dernier mois, elle a eu trois crises. Les crises durent habituellement huit jours. Depuis trois ans, elles ont toujours la même intensité.

L'hypoesthésie tactile et douloureuse est très nette dans le domaine de la 5e et de la 6e cervicale à droite, de la 8e cervicale et de la 1re dorsale à gauche et de la 2e à la 10e dorsale des deux côtés.

*10 mai 1913, à 11 heures.* — Injection de 45 cgr. de Néo-Salvarsan. A 5 h. 1/2, la ponction lombaire montre 5 à 6 lymphocytes.

Dans la nuit débutent des douleurs violentes dans le bras droit et les jambes avec crise gastrique, pendant 24 heures.

On fait ensuite *4 injections intraveineuses de 10 cc. d'Énésol.*

Chaque injection donne surtout dans le bras droit de vives douleurs, qui persistent en tout pendant quinze jours sous forme de névralgies extrêmement douloureuses.

La malade est laissée au repos pendant trois semaines. Les douleurs disparaissent et le bras reprend toute sa force. Elle a eu une petite crise gastrique de deux jours à la fin de juin.

Pendant les vacances, elle a eu le 15 août une crise gastrique violente qui a duré cinq jours.

Au début de septembre, elle a reçu 10 piqûres intramusculaires d'Énésol.

Elle est en excellent état, elle a engraissé, ne souffre plus du bras. Le réflexe olécranien est toujours faible, le radial est aboli. L'inégalité pupillaire persiste. La pupille gauche est petite et se contracte un peu à la lumière, la droite, un peu plus grande est immobile.

*Fin septembre.* — 5 cc. d'Énésol. Les jours qui suivent la piqûre sont calmes, mais huit jours après éclate une violente crise qui dure douze jours. Il se produit moins de vomissements, peu de douleurs intercostales; les douleurs sont uniquement profondes à l'épigastre.

*7 novembre.* — 20 cgr. d'Hectine sont bien supportés.

*11 novembre.* — 3 cc. d'Énésol.

Quelques jours après, se produit une nouvelle crise gastrique, interrompue au bout de 24 heures par une piqûre de morphine.

La malade a maigri et est très fatiguée.

Elle revient *au début de décembre* après une nouvelle crise très forte.

Elle reçoit *deux piqûres* de 20 cgr. d'Hectine.

Elle est ensuite obligée de partir en province, ce qui suspend le traitement jusqu'en février.

Elle a eu deux crises à un mois d'intervalle, mais très légères et ne durant qu'un jour.

*Le 13 février*, elle a eu une nouvelle crise plus forte pendant trois jours.

Mise à l'Hectine, elle reçoit une série de piqûres à raison de trois par semaine. Elle part à la campagne et elle nous écrit qu'elle reprend des forces progressivement, que depuis son traitement, elle n'a plus qu'à très longues échéances, des crises assez légères, durant au plus 24 heures et facilement arrêtées par une simple piqûre de morphine.

En résumé, crises gastriques violentes traitées par une série d'injections intraveineuses d'Enésol de 15 à 30 centigr. Les premières injections provoquent de petites crises gastriques et déterminent surtout une recrudescence considérable de douleurs radiculaires que le malade présentait au bras droit. Malgré cela, la continuation du traitement par injections intraveineuses finit par amener une amélioration très marquée des crises gastriques et la disparition de la radiculite brachiale droite. Après les vacances qui ont été excellentes, la reprise du traitement détermine à nouveau quelques crises gastriques. La malade étant alors très fatiguée, on prolonge l'effet de l'Énésol, par les injections plus douces d'Hectine. La malade se trouve très améliorée. Elle n'a plus que des crises assez lointaines, ne dépassant pas 24 heures et facilement arrêtées par une simple piqûre de morphine.

*Observation XV.*

### TABÈS

Mme G. — 58 ans.

Le tabès a débuté il y a une vingtaine d'années.

Le chancre initial est connu et remonte à 28 ans. Le tabès a débuté par des douleurs dans les jambes.

Actuellement, l'ataxie est assez marquée. Signe de Romberg, fléchissement des jambes, abolition totale des réflexes du membre inférieur.

La malade éprouve des douleurs violentes aux membres inférieurs, au tronc et à la ceinture.

Au membre supérieur, les olécrâniens et cubitaux sont disparus, les réflexes périostés radiaux sont conservés et forts.

La malade perd ses urines de temps en temps.

La malade a été traitée : elle déclare avoir reçu 210 piqûres diverses (!!), en particulier, de nombreuses séries d'huile grise.

Elle a été présentée à la Société de Neurologie pour atrophie de la main droite, lente, sans douleurs, qui a guéri par le mercure rapidement.

*23 septembre.* — 3 cc. d'Enésol. Pas de fièvre. Elle a beaucoup moins de douleurs.

*27 septembre.* — 5 cc. d'Enésol. Pas de fièvre ni de douleurs.

Elle reçoit successivement le 23 septembre 5 cc. d'Énésol, le 27 septembre 7 cc., le

30 septembre 8 cc., le 4 octobre 8 cc. Ces piqûres n'ont provoqué aucune réaction pendant la 1re semaine, elle a eu peu de douleurs. Pendant la 2e, elle en a eu beaucoup, mais ces alternances d'accalmie et de recrudescence dans les douleurs existaient avant le traitement.

*7 octobre.* — 5 cc. d'Énésol et 4 cc. de Rhomnol.

Une heure après se produisent quelques douleurs vives qui persistent le lendemain et le surlendemain.

Disparition complète des douleurs pendant 3 jours.

Puis le surlendemain une accalmie. Les jambes semblent plus solides. Elle déclare n'avoir pas eu depuis longtemps une accalmie aussi complète.

*11 octobre.* — 5 cc. d'Énésol et 4 cc. de rhomnol. Fièvre légère, mais douleurs vives.

La malade se sent beaucoup plus solide. Elle peut se retourner sur place.

*14 octobre.* — 5 cc. d'Énésol et 4 cc. de Rhomnol. Pendant les deux heures qui suivent, un peu de fièvre et quelques douleurs. Marche bien meilleure. Pas de douleurs ensuite.

*18 octobre.* — 5 cc. d'Énésol et 4 cc. de nucléinate. Très peu de douleurs.

*21 octobre.* — La malade vient sans canne.

Elle reçoit 5 cc. d'Énésol et 3 cc. de nucléinate.

Le soir, fièvre légère, mais beaucoup de douleurs la nuit et le lendemain.

*25 octobre.* — 5 cc. d'Énésol et 3 cc. de nucléinate. Pendant quinze jours, elle a été très malade ; douleurs violentes et fièvre. On la met au repos pour un mois.

*18 novembre.* — Elle est mieux, souffre encore un peu. La marche est certainement beaucoup plus facile.

La piqûre de 5 cc. d'Énésol donne peu de douleurs.

*22 novembre.* — 5 cc. d'Énésol.

La malade se repose jusqu'au 17 février.

Pendant tout ce temps, elle a très peu de douleurs et marche beaucoup mieux.

*17 février.* — 5 cc. d'Énésol. La malade a de très violentes douleurs.

*24 février.* — 5 cc. d'Énésol. Encore violentes douleurs, la marche est plus difficile. L'ataxie a certainement augmenté. Les douleurs ont persisté près de quinze jours.

*17 mars.* — 4 cc. d'Énésol. Elle est assez malade pendant plusieurs jours.

*24 mars.* — 5 cc. d'Énésol. La malade a de vives douleurs, mais qui durent seulement deux jours. Puis les douleurs diminuent. Les forces reviennent: la marche est meilleure.

*2 avril.* — 5 cc. d'Énésol. Elle a encore des douleurs vives pendant deux jours. Depuis elle souffre moins et la marche redevient meilleure.

*8 avril.* — 5 cc. d'Énésol.

*3 mai.* — 5 cc. d'Énésol. Violente réaction pendant deux jours. Ensuite amélioration très marquée.

*19 mai.* — 5 cc. d'Énésol. La réaction, encore très vive, diminue cependant d'intensité. La malade se trouve toujours améliorée dans l'intervalle.

En résumé, tabès très ancien, inefficacité des traitements classiques et de l'Énésol intraveineux, mais amélioration considérable par une série d'Énésol associé au nucléinate de soude. Interruption de traitement de trois mois pendant lesquels persiste l'amélioration. Mais à la reprise du traitement, les premières piqûres, aux mêmes doses que précédemment, déterminent d'abord des réactions violentes avec aggravation passagère, suivie d'amélioration progressive. La malade a reçu 3 gr. 06 d'Énésol en dix-neuf piqûres.

## *Observation XVI.*

### TABÈS AVEC CRISES GASTRIQUES

M. G. — 42 ans.

Le malade a eu la syphilis en 1894.

Les crises gastriques remontent à six ans.

Les premières crises, très violentes, revenaient d'abord au bout d'un an, puis tous les six mois. Depuis un an, les crises ont diminué d'intensité, mais se sont rapprochées. Elles surviennent actuellement à peu près tous les mois, mais ne durent que cinq à six jours. Douleurs fulgurantes depuis quatre ans. Un peu d'affaiblissement des jambes depuis deux ans.

*Actuellement*, il n'y a pas d'ataxie. Signe de Romberg léger, la marche est assez bonne.

Les réflexes rotuliens et achilléens sont abolis. Le malade a eu quelques mictions involontaires.

L'hypoesthésie est très marquée dans le domaine des racines comprises entre la VI$^e$ et la X$^e$ dorsale. Il n'y a rien du côté des bras.

Signe d'Argyll-Robertson. Déjà le malade a subi des frictions mercurielles et il a reçu deux séries de 8 piqûres d'huile grise.

*14 novembre.* — 3 cmc. d'Énésol.

Le soir, le malade a quelques petits vomissements sans grande douleur, un peu de céphalée, mais pas de fièvre.

Le lendemain, il a quelques douleurs fulgurantes.

*19 novembre.* — 4 cmc. d'Énésol.

Le soir, vomissements un peu plus forts et quelques rares douleurs fulgurantes.

*25 novembre.* — 5 cmc. d'Énésol.

La réaction est plus forte que la fois précédente : il y a des vomissements deux ou trois heures après la piqûre, des douleurs dans l'anus et la colonne vertébrale.

*3 décembre.* — 5 cmc. d'Énésol. La réaction est à peu près la même que pour la piqûre précédente, vomissement le soir, douleurs dans le côté. Il n'a pas eu de douleurs dans les jambes depuis huit jours, ce qui arrivait rarement avant le traitement.

*9 décembre.* — 20 cgr. d'Hectine intra-veineux.

La piqûre donne immédiatement un fourmillement douloureux dans l'anus et dans les fesses.

Ensuite il n'est pas malade, il mange bien, n'a ni fièvre, ni vomissements le soir.

*13 décembre.* — 20 cgr. d'Hectine intra-veineux.

Même sensation de fourmillement dans l'anus suivant immédiatement la piqûre et disparaissant en quelques minutes.

Il n'y a pas d'autre réaction.

Le malade se trouve très bien : il mange de bon appétit, l'état général est bon et il n'a que quelques petites douleurs très légères.

*20 décembre.* — 5 cmc. d'Énésol. Le malade qui a reçu sa piqûre à 2 heures et demie, vomit à 5 heures, il a de plus quelques douleurs, sans autre incident.

*23 décembre.* — 5 cmc. d'Énésol. Réaction semblable, mais moins forte.

*30 décembre.* — 5 cmc. d'Énésol. Deux heures après la piqûre, il éprouve encore quelques malaises : nausées avec sensation d'angoisse et quelques douleurs fulgurantes.

*3 janvier.* — 5 cmc. d'Énésol et 8 cgr. de nucléinate. Deux heures après, fièvre assez élevée et douleurs très violentes se produisant à la fois dans les deux jambes et dans les deux bras.

Ces troubles durent trois jours. Ensuite, il y a quelques rares douleurs fulgurantes. L'appétit qui était disparu pendant ces trois jours est redevenu normal.

*20 janvier.* — 5 cmc. d'Énésol. Quelques rares douleurs suivent la piqûre. Ensuite le malade va très bien.

*30 janvier.* — 5 cmc. d'Énésol. Le malade a eu peu de fièvre et quelques douleurs le lendemain. Il va toujours très bien, l'appétit est excellent et il engraisse.

*3 février.* — 5 cmc. d'Énésol.

*10 février.* — 5 cmc. d'Énésol. Pas de réaction.

*17 février.* — 7 cmc. d'Énésol. Les premiers jours, il ne se produit rien. Quelques jours après, apparaissent des douleurs fulgurantes assez violentes et passagères.

*28 février.* — 5 cmc. d'Énésol. Le malade a eu le soir même quelques vomissements, et le lendemain, des douleurs fulgurantes dans les jambes.

Quelques jours après, le malade présente une crise gastrique spontanée, mais cette crise a été beaucoup moins longue que les crises antérieures au traitement, 2 jours au lieu de 6 : les douleurs ont été beaucoup moins vives.

*17 mars.* — 5 cmc. d'Énésol. Pas de réaction.

*24 mars.* — 5 cmc. d'Énésol. Aucune réaction.

Repos de un mois pendant lequel il n'éprouve ni douleurs fulgurantes, ni crises gastriques.

*28 avril.* — 5 cmc. d'Énésol. Léger état nauséeux le soir sans autre réaction.

*12 mai.* — 5 cmc. d'Énésol. Aucune réaction.

Ce malade, très amélioré, a vu disparaître ses douleurs fulgurantes et ses crises gastriques sous l'influence d'un traitement de 19 piqûres, soit 2 gr. 67 d'Énésol et 10 cgr. d'Hectine.

## *Observation XVII.*

### TABÉS

· M. G. — 42 ans. Salle Bouvier, n° 7.

Le malade a une forte incoordination et des douleurs fulgurantes.

Il a contracté la syphilis à 18 ans. Les douleurs fulgurantes dans les jambes datent de cinq ans. La marche était encore bonne à cette époque.

Il y a quatre ans, le malade a eu une crise gastrique qui dura douze jours : douleurs gastriques, douleurs dans le dos et vomissements.

Depuis cette époque, il a eu une crise d'abord tous les trois mois, puis tous les mois. Actuellement, elles reviennent tous les quinze jours. Chaque crise se manifeste par des douleurs violentes s'accompagnant de vomissements. Plusieurs fois, ces vomissements ont contenu du sang.

Aucun symptôme aux membres supérieurs. Les douleurs des jambes viennent par crises, mais dans l'intervalle des crises gastriques.

Entré à la Salpêtrière il y a deux ans, il marchait encore mais il était déjà incoordonné.

On a fait une vingtaine de piqûres de benzoate d'Hg, sans aucune amélioration.

Au mois d'octobre 1913, il a eu de la diarrhée pendant une dizaine de jours, à la suite de laquelle il a perdu ses forces, les douleurs se sont aggravées et il lui fut impossible de marcher. Les crises gastriques diminuaient, mais les douleurs thoraciques violentes ont persisté.

On fait alors dix piqûres de néosalvarsan de 45 cgr. Elles ne provoquent pas de douleurs et n'ont donné aucune amélioration des crises. Seul l'état général a été un peu amélioré.

En janvier 1914, on met le malade à l'Hectine. On lui fait trois séries de piqûres de dix cgr.

Les premières piqûres ont considérablement augmenté les douleurs, puis, après la cinquième piqûre, les douleurs des jambes ont diminué et presque complètement disparu, mais les douleurs thoraciques ont persisté, un peu moins fortes et sans crises gastriques. La dernière crise remonte à trois mois, alors qu'autrefois elles avaient lieu tous les quinze jours.

*A la fin de février*, on interrompt le traitement d'Hectine pendant quinze jours. Le malade a toujours très peu de douleurs.

A ce moment, on fait une injection de 5 cmc. d'Énésol. Elle donne le soir une forte fièvre (39°7) avec frissons, fortes douleurs dans les jambes et le dos.

Puis les douleurs des jambes ont disparu et celles du dos ont beaucoup diminué. Le malade a recommencé à marcher un peu.

*30 mars.* — *2e piqûre de 5 cmc. d'Énésol.* Cette fois il y a peu de fièvre et peu de douleurs le jour de la piqûre, mais le lendemain s'est produite une violente crise gastrique avec vomissements et douleurs thoraciques pendant vingt-quatre heures.

Puis, il a continué à aller mieux. Il marche un peu et ne souffre presque plus.

*7 avril.* — *3e piqûre.* 10 cgr. de nucléinate dans la fesse sans injection d'Énésol. Le malade a peu de fièvre (37° le soir), mais des douleurs terribles dans le dos, les jambes et les bras. La piqûre faite à une heure et demie, les douleurs ont commencé à cinq heures et demie et ont duré jusqu'à 11 heures du soir. Ensuite il s'est endormi tranquillement. Le lendemain, il n'a pas souffert, mais il était fatigué. Le surlendemain, il reprend des forces et commence à se lever et à marcher un peu.

*14 avril.* — 2e piqûre de nucléinate; ne provoque qu'une fièvre légère, quelques douleurs, mais détermine un état de fatigue qui persiste pendant plusieurs jours.

Le malade déclare qu'il se sent mieux après les injections d'Énésol. On lui refait une troisième piqûre d'Énésol (5 cmc.) qui détermine un peu de fièvre le soir, des douleurs assez vives pendant la nuit, et le lendemain une sédation très accentuée des phénomènes douloureux.

En résumé, le traitement par le néosalvarsan à dose faible (dix piqûres de 45 cgr.) n'a provoqué aucune réaction, mais aucune amélioration. L'Hectine (38 piqûres) a d'abord exagéré les douleurs pour les calmer ensuite. L'Énésol, en injections intra-veineuses, a provoqué de grosses réactions douloureuses mais suivies d'une amélioration encore plus marquée.

*Observation XVIII.*

TABÈS

Henriette H. — 51 ans.

Elle a eu un enfant qui est actuellement bien portant, mais 5 autres sont morts : 2 morts-nés, un venu mort à l'accouchement, deux ont vécu une heure.

Il y a une grosse incoordination des membres inférieurs, signe de Romberg, incoordination des membres supérieurs, douleurs fulgurantes des jambes, des bras et en ceinture. Les jambes se dérobent quelquefois. Elle se plaint surtout de fourmillements et d'anesthésie dans les mains. Elle ne peut se peigner ni coudre et a dû interrompre ses travaux. Signe d'Argyll, cependant *très léger* réflexe lumineux à gauche, peut-être même ébauche à droite. Pas de myosis.

Abolition des réflexes : rotuliens, achilléens et des membres supérieurs.

Gros retard de la sensibilité.

Anesthésie très marquée aux membres inférieurs et supérieurs : à la piqûre, au tact et à la pression mais conservation absolue de la sensibilité thermique.

La malade perd ses urines quand elle tousse.

*Traitement* : 10 piqûres de benzoate de Hg n'amènent aucun changement. Elle souffre peut-être un peu moins dans les jambes. 6 lavements de 914. Ils sont assez mal conservés à cause de la parésie du rectum. 5 lavements de 914 avec une piqûre de nucléinate. Les lavements sont toujours mal gardés. Le nucléinate donne chaque fois des douleurs des membres supérieurs et inférieurs, des douleurs abdominales et même thoraciques, avec fièvre, qui l'obligent à se coucher 5 heures environ après la piqûre. On la met aux injections d'Hectine : 20 cgr. deux fois par semaine. Une seule fois par semaine, la piqûre est accompagnée d'une injection de nucléinate de soude. En tout 6 piqûres d'Hectine. Aucune différence n'est notée entre les piqûres accompagnées de nucléinate et les autres. Jamais de douleurs, ni de céphalée, ni aucun trouble. La malade se trouve beaucoup mieux. Elle a pu reprendre son travail, depuis trois semaines, alors que, depuis 2 mois, elle ne pouvait se servir de ses mains.

Elle n'a plus du tout de douleurs fulgurantes. Elle en avait autrefois 3 à 4 crises par semaine, de plusieurs heures chacune, dans les jambes seulement.

Elle marche beaucoup mieux, ne perd plus ses urines. On fait trois séries de dix piqûres de 20 cgr. d'Hectine. Elle continue à aller très bien, puis le traitement est interrompu pendant 2 mois. Au bout de six semaines, les fourmillements dans les doigts reparaissent ainsi que les douleurs fulgurantes.

*20 juin 1913.* — On fait une piqûre de 30 cgr. (10 cmc.) d'Énésol le matin. La malade est prise dans l'après-midi de vomissements, de diarrhée, de céphalée et de douleurs fulgurantes violentes.

*23 juin.* — Piqûre de 30 cgr. d'Énésol qui provoquent encore des douleurs assez vives sans vomissements ni diarrhée. Pendant les vacances on fait 6 piqûres intra-musculaires de 2 cmc. d'Énésol, puis 9 piqûres de 20 cgr. d'Hectine. Deux ou trois jours après les piqûres, elle se sent bien et ne souffre plus.

*15 septembre.* — La malade a pu travailler pendant tout ce temps. Les douleurs fulgurantes sont beaucoup moins fréquentes mais les crises qui viennent maintenant tous les quinze jours ou trois semaines durent 3 jours, et sont plus fortes. Le reste du temps elle ne souffre plus.

Elle marche *beaucoup mieux.*

*16 septembre 1913.* — On fait 5 cmc. d'Énésol intra-veineux. Il n'y a ni fièvre ni douleurs. Pendant les huit jours qui suivent, pas de douleurs.

*23 septembre.* — 5 cmc. d'Énésol.

*27 septembre.* — 7 cmc. d'Énésol. La piqûre n'a provoqué aucun malaise.

*30 septembre.* — 6 cmc. d'Énésol : ni fièvre, ni douleur après la piqûre et aucune douleur ensuite.

*4 octobre.* — 5 cmc. d'Énésol. Ni fièvre, ni douleurs après. Il persiste quelques légers fourmillements dans les mains, quelques vertiges.

Pendant les quinze jours qui suivent, il ne se produit pas une seule douleur fulgurante.

*7 octobre.* — 5 cmc. d'Énésol. Aucune réaction.

*11 octobre.* — 5 cmc. d'Énésol et 3 cgr. de Rhomnol. Aucun phénomène à noter.

*14 octobre.* — 5 cmc. d'Énésol et 4 cgr. de Rhomnol. Il se produit quelques douleurs fulgurantes la nuit suivante et le lendemain.

*18 octobre.* — 5 cmc. d'Énésol. Ni fièvre ni douleurs.

*21 octobre.* — On injecte 5 cmc. d'Énésol et 6 cgr. de nucléinate. Le soir, la fièvre se montre et les douleurs fulgurantes durent toute la nuit et pendant les deux jours qui suivent. En même temps, il se produit une recrudescence de fourmillements dans les bras qui disparaît les jours suivants.

*25 octobre.* — 5 cmc. d'Énésol et 6 cgr. de nucléinate. Grosse réaction qui persiste deux jours.

*28 octobre 1913.* — 5 cmc. d'Énésol et 10 cgr. de nucléinate. Fièvre modérée le soir. Il se produit peu de douleurs dans les jambes et aucune dans les bras.

*7 novembre 1913.* — 20 cgr. d'Hectine. Pas de réaction.

*11 novembre 1913.* — 5 cmc. d'Énésol et 1 cgr. de nucléinate. Ni fièvre, ni douleurs.

*14 novembre 1913.* — 5 cmc. d'Énésol. Ni fièvre, ni douleurs.

*20 novembre à 4 heures du soir.* — 5 cmc. d'Énésol intraveineux.

*Le lendemain* à 10 h. on fait une ponction lombaire et on trouve 6 à 7 lymphocytes par millimètre cube.

Recherche du mercure. Aucune trace n'en est décelée dans le liquide céphalo-rachidien.

*30 novembre à 4 heures du soir.* — Injection de 5 cmc. d'Énésol et de 10 cgr. de nucléinate.

On note un peu de fièvre, de vives douleurs fulgurantes dans les jambes et des fourmillements dans les bras.

*Le lendemain,* ponction lombaire qui donne 20 à 23 lymphocytes par millimètre cube. La recherche du mercure montre des traces très nettes.

A ce moment, la malade va bien. Elle peut travailler sans difficulté. La marche est très améliorée. Elle n'a plus guère d'autres douleurs fulgurantes que celles que provoquent les piqûres.

En résumé, cette malade a reçu 3 gr. 20 d'Hectine, 9 gr. 90 de Néo-Salvarsan, 3 gr. d'Énésol. Les trois médicaments ont donné des résultats sensiblement analogues : amélioration considérable de la marche et suppression des douleurs fulgurantes.

## *Observation XIX.*

### TABÈS

M^me Bertha K. — 36 ans.

La malade souffre depuis 4 ans de douleurs fulgurantes surtout dans la jambe droite, comparables à des douleurs de sciatique radicalaire aiguë. Pas de Romberg.

Réflexes rotuliens et achilléens abolis.

Les pupilles en myosis avec Argyll-Robertson.

*25 septembre.* — *Première injection* de 5 cmc. d'Énésol donne de très vives douleurs jusqu'au milieu de la nuit.

*28 septembre.* — 5 cmc. d'Énésol. Les douleurs ont été un peu moins rares.

*1er octobre.* — 5 cmc. d'Énésol. Douleurs encore très vives.

*7 octobre.* — 5 cmc. d'Énésol. Les douleurs qui viennent vers 9 h. du soir sont beaucoup moins vives.

*11 octobre.* — 5 cmc. d'Énésol.

*14 octobre.* — 5 cmc. d'Énésol. La malade souffre moins qu'au début.

*18 octobre.* — 5 cmc. d'Énésol.

*21 octobre.* — 5 cmc. d'Énésol. Les souffrances ont été fortes cette semaine.

*15 octobre.* — 5 cmc. d'Énésol.

*28 octobre.* — 5 cmc. d'Énésol.

La malade souffre toujours, à peu près autant qu'avant, mais les douleurs après les piqûres sont moins vives qu'au début.

*11 novembre.* — 5 cmc. d'Énésol.

*15 novembre.* — 5 cmc. d'Énésol. La malade trouve qu'elle souffre moins.

*18 novembre.* — 5 cmc. d'Énésol. La malade a beaucoup souffert.

*22 novembre.* — 5 cmc. d'Énésol. Les souffrances ont été peu marquées.

*25 novembre.* — 5 cmc. d'Énésol. Les douleurs sont bien moindres.

*29 novembre.* — 5 cm. d'Énésol. La malade souffre beaucoup moins qu'avant le traitement, elle marche mieux.

*3 décembre.* — 5 cmc. d'Énésol.

*9 décembre.* — 5 cmc. d'Énésol. Il n'y a presque plus de douleur.

*16 décembre.* — 5 cmc. d'Énésol.

*20 décembre.* — 5 cmc. d'Énésol.

*23 décembre.* — 5 cmc. d'Énésol.

La malade se repose pendant six semaines. Elle va beaucoup mieux, ne souffre plus. La marche est bonne.

*28 février.* — 5 cmc. d'Énésol.

*5 mars.* — 5 cmc. d'Énésol.

*12 mars.* — 5 cmc. d'Énésol.

*2 mai.* — 5 cmc. d'Énésol.

*5 mai.* — 5 cmc. d'Énésol.

*11 mai.* — 5 cmc. d'Énésol.

Elle va très bien. La marche est bonne.

*23 mai.* — 5 cmc. d'Énésol.

*30 mai.* — 7 cmc. d'Énésol. L'état général est excellent.

En résumé, il faut faire remarquer l'efficacité toute particulière du traitement et sa rapidité d'action, chez cette femme tabétique mais souffrant particulièrement d'une névralgie à type de sciatique radiculaire droite qui semble en rapport avec une poussée inflammatoire subaiguë sur le trajet des racines lombaires droites.

Elle a reçu 27 piqûres d'Énésol, soit 4 gr. 05.

## *Observation XX.*

### CRISES GASTRIQUES TABÉTIQUES

M. L. — 55 ans.

Ces crises gastriques remontent à 13 ans. Elles ont été le premier signe du tabès. Elles revenaient d'abord deux fois, puis quatre fois par an. Elles duraient 5 à 6 jours, très violentes et s'accompagnaient de vomissements. Le nombre en augmente chaque année. Il a eu 9 crises en 1903. On l'a opéré d'appendicite en 1904 et à la suite de l'opération les crises ont disparu pendant 55 jours.

Les crises augmentent toujours. Elles sont plus longues, plus violentes et il y en a 10 à 12 par an. L'état reste le même pendant quelques années, mais, dans l'intervalle des grandes crises, apparaissent peu à peu des douleurs et des vomissements.

Actuellement ces petites crises se renouvellent à peu près tous les jours, mais les grandes crises ont presque disparu. Les douleurs commencent vers 7 h. du matin, durent jusqu'à 8 h. puis, sous l'influence de la morphine, le calme revient pour la journée. Ces douleurs consistent en une sensation de brûlure puis de striction de l'estomac avec douleur dans le dos, puis «l'eau vient à la bouche» et enfin les vomissements se produisent. Les douleurs intercostales et épigastriques qui précèdent et suivent la crise sont vraiment intolérables. Le malade se plaint en outre de douleurs fulgurantes apparues seulement depuis quelques mois et siégeant dans toute la région dorsale sans jamais atteindre les membres inférieurs ni supérieurs.

Aux membres inférieurs, les réflexes sont forts.

Aux membres supérieurs, à droite, le réflexe radical est faible, le cubital et l'olécranien sont abolis. A gauche, le cubital est aboli ; les autres sont conservés.

On trouve une légère hypoesthésie cubitale des deux côtés ; au tronc, hypoesthésie des racines dorsales supérieures, et hypoesthésie extrême des dorsales inférieures. Argyll-Robertson.

*Traitement* : Il n'a jamais reçu de mercure jusqu'ici. On lui fait deux séries de 10 piqûres d'Hectine de 10 cgr. qui calment assez bien les crises et donnent des intervalles de 1 à 3 jours de calme. Entre les deux séries, on a laissé un repos de 8 jours pendant lequel il n'y eut pas de crises.

Puis après la cessation du traitement, les crises reviennent comme auparavant.

10 piqûres intramusculaires d'Énésol de 2 cmc. calment à peu près de la même façon et espacent les crises de 2 à 3 jours.

10 piqûres d'Hectine de 20 cgr. tous les 2 jours ramènent les crises presque tous les jours, peut-être plus violentes qu'avant le traitement, mais les douleurs fulgurantes du dos ont disparu.

Il mange beaucoup mieux, il a engraissé de 3 kilog. depuis 5 mois. Les digestions sont bonnes. Il a de l'appétit. ce qui n'arrivait pas avant.

*10 novembre.* — 4 cmc. d'Énésol intraveineux provoquent le soir une violente crise gastrique durant 3 à 4 h. et se reproduisant le lendemain matin et le lendemain soir. Puis les crises habituelles du matin recommencent.

*Jeudi 17 novembre 1913.* — 45 cgr. de néosalvarsan à 11 h. du matin. Vers 6 h. sensation de constriction épigastrique sans fièvre, ni céphalée, ni douleurs intercostales.

*Vendredi.* — La crise habituelle survient le matin, mais le soir vers 5 h., il a une seconde crise, beaucoup plus forte avec vomissements.

*Samedi.* — Le surlendemain, il a sa crise matinale habituelle et le soir une seconde moins forte que la veille.

Il a eu une sensation de constriction de l'estomac toute la journée.

*Dimanche.* — La crise du matin n'a pas lieu. Il y a eu une petite crise le soir.

*Lundi matin 1er décembre.* — La crise est assez forte.

Il reçoit 45 cgr. de Néo-Salvarsan.

Le lendemain matin et les jours suivants il a sa crise habituelle, assez vive, mais n'a rien le soir.

*Jeudi 5 décembre.* — 45 cgr. de Néo-Salvarsan. Le soir il a quelques malaises. Le lendemain matin, se produit une crise assez forte, sans douleurs dans le dos.

Le soir, il est souffrant.

Le samedi, il a une crise très forte le matin et une autre le soir.

Le dimanche, il a une crise le matin et il ressent un malaise l'après-midi.

Les crises vont toujours avec vomissements mais sans douleurs dans le dos.

Le malade reste au repos jusqu'au 15 décembre. Les crises reviennent régulièrement tous les matins. L'état général faiblit, l'alimentation devient difficile. Les douleurs dans le dos n'ont pas reparu.

*Lundi 25 décembre.* — Injection intraveineuse de 20 cgr. d'Hectine. Le malade a immédiatement une sensation de fourmillements généralisés mais plus marqués à l'anus.

Cet état dure une minute tout au plus.

Les jours suivants, il reçoit 2 injections de 20 cgr. d'Hectine intraveineux.

La première provoque une petite crise, la seconde, une crise très violente qui a duré 3 ou 4 jours.

Pendant 12 jours, on ne fait aucun traitement.

La crise journalière est revenue comme avant, aussi pénible, mais sans douleurs dans le dos. La nutrition est meilleure.

*A partir du 1er janvier*, on fait 14 piqûres de 10 cgr. d'Hectine, une tous les 2 jours. Les deux premières piqûres n'ont donné aucune réaction et même après la seconde, il n'y a pas eu de crise pendant 2 jours.

La troisième donne une forte douleur dans le dos l'après-midi, puis une crise assez forte le lendemain et de même pendant 3 jours.

A partir de cette piqûre, les crises ne surviennent plus que tous les deux jours. Elles sont beaucoup moins fortes. Elles ne surviennent presque jamais le jour de la piqûre mais le plus souvent le lendemain.

Du 1er au 8 février, on interrompt les piqûres ; les crises sont revenues tous les jours, mais beaucoup moins fortes qu'auparavant.

On le remet pour un mois encore aux piqûres d'Hectine (10 cgr.) tous les 2 jours.

Les crises se produisent tous les jours, mais elles sont très légères. Les douleurs du dos ont complètement disparu.

Le malade a engraissé de 12 livres depuis le début du traitement.

Le traitement est interrompu du 1er mars au 1er avril. Pendant les trois premières semaines, les crises ont presque disparu. L'état général est excellent. Mais à partir de la 4e semaine, les crises reparaissent progressivement, puis les douleurs du dos s'y associent.

On reprend le traitement le 1er avril : une piqûre d'Hectine de 10 cgr. tous les 2 jours. Les 8 premières piqûres accentuent encore l'intensité des crises qui étaient reparues. Celles-ci se succèdent presque sans interruption. L'alimentation est devenue difficile. Il passe 11 jours au lit, puis les crises diminuent rapidement, mais les douleurs dans le dos persistent encore pendant quelque temps. En un mois, il a perdu 4 kilogr.

On continue les piqûres d'Hectine. L'état s'améliore rapidement. Les crises et les douleurs disparaissent presque complètement. Le malade reprend son travail, s'alimente bien et en 15 jours a repris 2 kgr.

En résumé, ce malade atteint de crises gastriques presque subintrantes n'a pas pu supporter un traitement par le Néo-Salvarsan, ni par l'Énésol qui provoquaient des crises par trop violentes. Il a été remarquablement amélioré au contraire par l'Hectine dont il a reçu jusqu'à présent 8 gr. 10 en 75 piqûres.

Malgré cette amélioration considérable, l'interruption de traitement pendant un mois a suffi pour amener au bout de trois semaines une réapparition complète des crises antérieures.

Cette récidive a du reste rapidement disparu par la reprise du traitement.

## *Observation XXI.*

### TABÈS

M<sup>me</sup> L. — 47 ans. — Modiste.

Elle vient consulter la première fois le 5 mars 1913.

Début d'ataxie, signe de Romberg, légère incoordination des membres inférieurs, abolition des réflexes patellaires et achilléens, perte de la notion de position du gros orteil, celle du pied étant conservée, douleurs fulgurantes très vives. Elle a particulièrement une crise très pénible de douleurs durant un à deux jours et survenant chaque fois avant les règles.

Sensibilité diminuée aux membres inférieurs, surtout à droite, il y a particulièrement du retard. Signe de Babinski à gauche, et une ébauche douteuse à droite. Quelquefois, perte des urines. Pas de douleurs viscérales, ni de troubles gastriques. Pas de troubles du côté des membres supérieurs, sauf une bande d'hypoesthésie légère cubitale à droite, les réflexes des membres supérieurs sont très forts. Signe d'Argyll bilatéral, pupilles en mydriase. Il n'existe pas de troubles visuels. La contraction à la convergence et à l'accommodation est très affaiblie.

La malade a contracté la syphilis à 28 ans. De 20 à 28 ans, elle a eu trois grossesses. Ses enfants sont morts de méningite entre 2 et 3 ans. Après 28 ans, elle a fait 4 fausses couches. Les douleurs fulgurantes datent de douze à quinze ans.

*Traitement* : Elle reçoit d'abord dix piqûres de benzoate de mercure. Elle se trouve mieux, marche beaucoup plus facilement. Les douleurs sont moins vives. On lui fait ensuite deux séries de dix piqûres de 20 centigr. d'Hectine. Il se produit une grosse amélioration fonctionnelle. Elle n'a plus de douleurs fulgurantes. La marche est plus facile. Les yeux fermés, il existe encore un peu de Romberg.

*22 juin.* — 10 cmc. d'Énésol intraveineux. Quatre heures après l'injection, diarrhée, vomissements qui ont duré trois heures, puis douleurs fulgurantes toute la nuit.

*27 juin.* — 4 cmc. d'Énésol. Elle est très peu malade.

Elle reçoit ensuite *10 piqûres intramusculaires.* Puis elle se repose à la campagne. Elle n'a plus de douleur, marche très bien (dit-elle), n'a plus de dérobement ni d'hésitation des jambes la nuit.

Elle a engraissé de 3 kilogr.

*4 octobre.* — Piqûre de 5 cmc. d'Énésol. Les douleurs venues une heure après la piqûre ont duré une heure et demie.

*7 octobre.* — 5 cmc. d'Énésol. Elle n'a pas de fièvre, mais des douleurs dans les jambes le lendemain.

Un mois de repos : elle va bien.

Le traitement est repris le *11 novembre* 1913.

2 cmc. d'Énésol intraveineux. Pas de réaction.

*15 novembre.* — 4 cmc. d'Énésol intraveineux. Elle ne souffre plus, elle marche très bien. Elle a engraissé.

*19 novembre.* — 5 cmc. d'Énésol. Elle n'a pas de douleurs.

*3 décembre.* — 5 cmc. d'Énésol. Pas de réaction.

*6 décembre.* — 5 cmc. d'Énésol. Il s'est produit quelques petites douleurs.

On la met au repos pour un mois.

On la revoit le *17 janvier* 1914 : elle va toujours bien, elle marche très facilement, et n'a que quelques rares douleurs fulgurantes.

*17 janvier.* — 3 cmc. d'Énésol. Elle n'a aucune réaction fébrile ou douloureuse.

*20 janvier.* — 4 cmc. d'Énésol.

*31 janvier.* — 4 cmc. d'Énésol. Pas de réaction.

*3 février.* — 5 cmc. d'Énésol. La malade n'a aucune douleur. Elle va bien.

*10 février.* — 5 cmc. d'Énésol. Elle a quelques douleurs de temps en temps.

*21 février.* — 5 cmc. d'Énésol. ·

*5 mars.* — 5 cmc. d'Énésol.

*17 mars.* — 5 cmc. d'Énésol.

Repos d'un mois pendant lequel elle va très bien. Cependant quand elle revient le 20 avril, elle éprouve depuis quelques jours une reprise de douleurs. La marche est un peu moins assurée. Injection de 4 cmc. d'Énésol. Quelques douleurs le soir, puis disparition des douleurs.

*27 avril.* — 5 cmc. d'Énésol. Aucune réaction. La marche reste un peu plus incertaine qu'auparavant.

*5 mai.* — 5 cmc. d'Énésol. Aucune réaction.

*11 mai.* — 5 cmc. d'Énésol. Quelques douleurs le soir.

*16 mai.* — 5 cm. d'Énésol. Aucune réaction. La marche est redevenue aussi facile qu'avant l'interruption du traitement.

*26 mai.* — 5 cmc. d'Énésol.

*3 juin.* — 5 cmc. d'Énésol. Va bien. L'équilibre est bon.

En résumé, le traitement consistant en 20 injections d'Hectine de 20 centigr., puis en 32 injections d'Énésol (4 gr. 71) a produit une amélioration considérable de la marche, une suppression complète des douleurs et des troubles urinaires. Mais après quatorze mois de traitement, chaque interruption des piqûres est signalée par un retour des symptômes que le traitement fait à nouveau disparaître.

## *Observation XXII.*

### TABÈS

M^me M. — 32 ans.

Elle vient consulter pour des douleurs dans les jambes, sans autre symptôme, datant de six ans. Ces douleurs reviennent presque tous les jours. Elles sont assez fortes, augmentant un peu avant les règles pour cesser pendant leur durée.

La marche est facile. Ébauche de Romberg.

Tous les réflexes existent, mais les deux rotuliens sont faibles, surtout le gauche. L'achilléen gauche est aussi plus faible que le droit.

A droite, forte mydriase avec immobilité pupillaire.

Réflexe lumineux conservé à gauche, mais faible.

*Traitement.* — Elle a subi deux séries de dix piqûres de 2 cgr. de biiodure qui ont un peu diminué les souffrances.

*11 novembre 1913.* — 2 cc. d'Énésol. Pas de réaction, fébrile ou douloureuse.

*14 novembre.* — 4 cc. d'Énésol. Le soir, forte céphalée et douleurs toute la nuit. Les douleurs reviennent toutes les nuits suivantes.

*18 novembre.* — 5 cc. d'Énésol. Céphalée et fièvre le soir. Douleurs fulgurantes toute la nuit et le lendemain.

*22 novembre.* — 5 cc. d'Énésol. Le soir, fièvre légère. Les douleurs disparaissent pendant deux jours, elles reparaissent le troisième jour.

*25 novembre.* — 5 cc. d'Énésol. Le soir, fièvre légère, sans céphalée. Quelques douleurs pendant la nuit, revenant les nuits suivantes.

*29 novembre.* — 5 cc. d'Énésol. Les douleurs nocturnes continuent, mais elles sont beaucoup moins fortes qu'au début du traitement.

*3 décembre.* 5 cc. d'Énésol. Les douleurs dans les jambes sont peu marquées le soir, mais le lendemain matin elles sont très violentes, durent toute la journée et toute la nuit suivante. Le troisième jour, la malade se sent très bien.

*6 décembre.* — 5 cc. d'Énésol. Quelques douleurs seulement le lendemain. Puis les douleurs cessent et la malade se trouve très bien. Elle a engraissé de 2 kg. depuis le début du traitement.

*9 décembre.* — 5 cc. d'Énésol.

*13 décembre.* — 5 cc. d'Énésol.

*16 décembre.* — 5 cc. d'Énésol. Les trois dernières piqûres n'ont donné ni fièvre, ni douleurs, et dans l'intervalle, aucune douleur.

*20 décembre.* — 5 cc. d'Énésol. Les douleurs reviennent trois jours après.

Le *24 décembre,* les règles sont apparues. Elles ne sont pas accompagnées des douleurs qui avaient toujours une violente recrudescence aux époques précédentes.

Le *5 et le 6 janvier,* la malade qui n'a pas eu de piqûre depuis quinze jours, *a une crise très vive de douleurs fulgurantes dans les jambes, surtout à gauche. Cette crise a été aussi forte que celles qui existaient avant le traitement.*

*10 janvier.* — 5 cc. d'Énésol. Céphalée assez violente. Pas de douleurs fulgurantes.

*13 janvier.* — 5 cc. d'Énésol. Sans réaction.

*17 janvier.* — 5 cc. d'Énésol. Pas de réaction.

*20 janvier.* — 5 cc. d'Énésol.

Les douleurs ont actuellement une tendance à reparaître.

*31 janvier.* — 5 cc. d'Énésol. Le lendemain, elle a une céphalée vive sans autre réaction. Elle n'a plus de douleurs fulgurantes.

*3 février.* — 5 cc. d'Énésol. Pendant plusieurs jours, les douleurs reviennent, puis elles disparaissent.

*10 février.* — 5 cc. d'Énésol.

*17 février.* — 5 cc. d'Énésol.

*20 février.* — 5 cc. d'Énésol.

*25 février.* — 5 cc. d'Énésol.

*27 février.* — 5 cc. d'Énésol.

*4 mars.* — 5 cc. d'Énésol.

*6 mars.* — 5 cc. d'Énésol.

*9 mars.* — 5 cc. d'Énésol.

Ces piqûres ont provoqué quelques rares douleurs.

*11 mars.* — 5 cc. d'Énésol.

On constate que depuis le début du traitement, les réflexes se sont plutôt affaiblis. Les deux rotuliens et les deux achilléens sont très faibles. A gauche, ils sont presque nuls.

*13 mars.* — 5 cc. d'Énésol.

*16 mars.* — 5 cc. d'Énésol.

*18 mars.* — 5 cc. d'Énésol.

*20 mars.* — 5 cc. d'Énésol. La malade, qui présentait quelques douleurs de temps en temps, en particulier à l'approche des règles, ne souffre plus du tout actuellement. On interrompt les piqûres pour un mois. Au bout de quelques jours, les douleurs reparaissent. Elles augmentent progressivement et deviennent bientôt aussi fortes qu'avant le traitement. Elles s'accompagnent de violents maux de tête.

*20 avril.* — 5 cc. d'Énésol. Le lendemain, il se produit quelques petites douleurs, mais la malade se sent beaucoup mieux.

*22 avril.* — 2 cgr. de cyanure de Hg. Quelques douleurs apparaissent le soir, puis disparaissent. Goût métallique.

*24 avril.* — 2 cgr. de cyanure de Hg. Pas de douleurs fulgurantes. Le goût métallique persiste. La malade se sent très bien, elle n'a ni douleurs, ni céphalée.

*27 avril.* — 4 cgr. de cyanure. Elle n'a plus de douleurs fulgurantes. Elle est prise la nuit de violentes coliques, sans diarrhée.

*29 avril.* — 5 cc. d'Énésol. Elle n'a aucune douleur. La céphalée a également disparu.

*1er mai 1914.* — 5 cc. d'Énésol. Quelques douleurs la nuit.

*4 mai.* — 5 cc. d'Énésol. Deux jours après, la malade qui avait ses règles, les voit s'arrêter pendant quelques heures. Les douleurs reparaissent alors. Les règles étant revenues, les douleurs cessent.

*6 mai 1914.* — 5 cc. d'Énésol. Pas de douleurs.

*8 mai.* — 7 cc. d'Énésol. Toute l'après-midi, la malade a de vives douleurs. Elle dort bien la nuit et a encore quelques douleurs le lendemain.

*11 mai.* — 7 cc. d'Énésol.

Quelques douleurs le lendemain.

*13 mai.* — 5 cc. d'Énésol. Aucune réaction. Il n'y a plus de douleurs.

En résumé, tabès surtout douloureux, sédation remarquable des douleurs sous l'influence du traitement. Chaque interruption de traitement d'un mois, ou même de quinze jours, est signalée par un retour des douleurs. Le traitement qui a surtout consisté en 40 injections d'Énésol (soit 152 cc ou 4 gr. 56) parfaitement supportées n'a pas empêché les réflexes de s'affaiblir et presque de disparaître.

## *Observation XXIII.*

### TABÈS

M. P. — 41 ans.

Le malade a contracté la syphilis à 20 ans.

Le tabès date de six ou sept ans.

A ce moment, il avait surtout des crises entéralgiques avec diarrhée continuelle. On a constaté l'abolition des réflexes rotuliens. Traité par le biiodure de mercure, il a eu une stomatite très aiguë, puis on lui a fait du calomel pendant deux ans. La diarrhée a disparu.

Les premières douleurs étaient venues pendant qu'on faisait les piqûres de biiodure. Elles ont persisté avec le calomel.

Ces dernières années, il a reçu 48 piqûres intramusculaires d'Énésol. Elles ont donné des douleurs vives, mais n'ont pas amélioré l'état du malade.

Il est entré à Saint-Louis. On lui a fait six piqûres de 606 : deux de 15 cgr., quatre de 40 cgr. Elles ont donné de violentes douleurs fulgurantes.

Deux piqûres de Néo-Salvarsan n'ont donné que peu de réaction.

Le traitement par le Néo-Salvarsan semble avoir précipité dans ce cas l'évolution de l'ataxie. Il a été pendant plusieurs semaines incapable de marcher.

Il reçoit ensuite 60 à 70 piqûres d'Hectine qui l'ont amélioré, ont calmé ses douleurs et diminué considérablement son ataxie, au point qu'il a pu reprendre son travail de tailleur.

*Examen le 20 novembre 1913.* Il a des douleurs assez rares, peu violentes, qui viennent tous les huit, dix ou quinze jours (ce qui est une amélioration).

Il a quelques douleurs intercostales sans vomissements.

La vessie est paresseuse. Il y a de l'incontinence.

La marche est un peu hésitante. Signe de Romberg. Incoordination légère des membres inférieurs.

Les réflexes des membres inférieurs sont abolis.

Les réflexes des membres supérieurs sont très faibles, mais il n'y a pas de troubles de la motilité et l'adresse est conservée.

La vue a baissé un peu. Il y a de l'inégalité pupillaire et le signe d'Argyll est complet.

*Traitement : 29 novembre.* — 5 cc. d'Énésol. Il n'a pas de réaction.

*3 décembre.* — 5 cc. d'Énésol. Le malade n'a pas de fièvre, mais quelques douleurs.

*6 décembre.* — 5 cc. d'Énésol. Pas de fièvre.

Il se sent plus faible sur ses jambes, jette ses pieds davantage et il a quelques dérobements.

*9 décembre.* — 20 cgr. d'Hectine intramusculaire ne donnent aucune réaction, ni aucun changement.

*13 décembre.* — 20 cgr. d'Hectine intraveineux.

Aussitôt après, il est pris de fourmillements dans l'anus, dans le bassin et les cuisses. Le soir, il n'a plus rien. Dans la nuit, il a quelques douleurs.

*16 décembre.* — 20 cgr. d'Hectine intraveineux, puis une seconde piqûre de 20 cgr. également.

Elle donne des réactions semblables : fourmillements dans l'anus et les fesses jusqu'aux genoux et un peu les mains. Quelques douleurs le lendemain, mais surtout dans la nuit du 18 au 19.

*20 décembre.* — 7 cc. d'Énésol.

Le malade n'a pas du tout souffert. Il n'a aucune douleur depuis cette piqûre et ne s'est jamais trouvé aussi bien.

La marche est sensiblement meilleure.

*23 décembre.* — 10 cc. d'Énésol, ni fièvre, ni douleurs.

*6 janvier.* — 6 cc. d'Énésol et 5 cgr. de nucléinate. Un peu de fièvre le soir et quelques douleurs assez vives. Les jours suivants, pas de douleurs.

*10 janvier.* — 8 cc. d'Énésol et 5 cgr. de nucléinate. Le soir, température 38°. Quelques douleurs, puis plus rien ensuite. L'incoordination est peut-être plus marquée.

*13 janvier.* — Le malade se repose quinze jours. Pendant les premiers jours, les douleurs provoquées par la dernière piqûre persistent assez vives, puis s'atténuent, en même temps que l'ataxie diminue sensiblement. Les derniers jours de cette période de repos sont excellents.

*27 janvier.* — 5 cc. d'Énésol. Pas de réaction.

*31 janvier.* — 7 cc. d'Énésol. Quelques douleurs dans la nuit.

*3 février.* — 7 cc. d'Énésol. Le malade a quelques douleurs après la piqûre, comme d'habitude. Cinq jours après, sans cause connue, il a une crise de fortes douleurs.

*10 février.* — 7 cc. d'Énésol. Pas de réaction.

*17 février.* — 10 cc. d'Énésol. Plus de douleurs après la piqûre, mais il y en a d'assez vives les jours suivants.

*25 février.* — 10 cc. d'Énésol et 5 cgr. de nucléinate.

Pendant une journée, le malade a des douleurs très vives avec fièvre, auxquelles succède une amélioration manifeste.

*3 mars.* — 10 cc. d'Énésol et 10 cgr. de nucléinate.

Il a des douleurs encore plus vives, puis les douleurs disparaissent et il constate une amélioration de la marche.

*14 mars.* — 10 cgr. d'Énésol et 10 cgr. de nucléinate.

Pendant deux heures, les douleurs sont assez vives et ensuite, il n'y a plus de douleurs.

*21 mars.* — 10 cc. d'Énésol et 10 cgr. de nucléinate. La piqûre a été faite à 3 heures, les douleurs ont été assez vives de 7 heures à 11 heures du soir. Le lendemain, il n'y avait presque rien.

Le 28 mars seulement, il s'est produit quelques douleurs.

*28 mars.* — 10 cc. d'Énésol et 10 cgr. de nucléinate.

*14 avril.* — Vives douleurs après la dernière piqûre.

Depuis le 28 mars il a été mis au repos ; il a été très bien pendant dix jours.

Puis les douleurs reparaissent, revenant tous les soirs. La marche reste toujours très améliorée.

*25 avril.* — Reprise du traitement : 5 cc. d'Énésol.

Les douleurs sont plus vives le soir, mais disparaissent de nouveau les jours suivants.

*3 mai.* — 7 cc. d'Énésol. Quelques douleurs le soir. Pas de douleur les jours suivants.

*9 mai.* — 8 cc. d'Énésol. Quelques douleurs dans l'après-midi. Aucune douleur les jours suivants.

*16 mai.* — 10 cc. d'Énésol. Légère réaction douloureuse le soir.

*23 mai.* — 10 cc. d'Énésol. Réaction modérée le soir. Pas de douleurs les jours suivants.

Il se trouve très bien. La marche et la station debout sont faciles, l'état général excellent.

*27 mai.* — 15 cc. d'Énésol (45 cgr.).

Pas de fièvre, quelques douleurs, mais de peu de durée. Pas de goût métallique. Ni coliques, ni diarrhée. Les jours suivants, se sent très bien.

*6 juin.* — 15 cc. d'Énésol. Pas de fièvre, quelques douleurs. État général excellent.

*13 juin.* — 15 cc. d'Énésol, réaction légère ; les douleurs commencent 1 heure après l'injection et durent 1 heure 1/2 ; puis va très bien.

La marche a certainement beaucoup gagné depuis les piqûres d'Enésol à doses massives.

*20 juin.* — 15 cc. d'Énésol. Quelques douleurs passagères ; va très bien ensuite ; état général excellent.

En résumé, tabès avec ataxie à marche assez rapide. Inefficacité du biiodure, du calomel et de l'Énésol intramusculaire.

Une série de piqûres de Salvarsan provoquent de violentes réactions douloureuses et une aggravation considérable de l'ataxie. Il s'améliore beaucoup dans la suite par 70 piqûres d'Hectine. Puis, le traitement par l'Énésol intraveineux, dont il a reçu 7 gr. 05, a continué cette amélioration, à tel point que le malade a pu reprendre son métier de coupeur chez un tailleur. On a remarqué chez ce malade que l'effet des injections intraveineuses était d'autant plus manifeste comme sédation des douleurs et amélioration de la marche que la réaction douloureuse provoquée par chaque piqûre était plus vive. Mis deux fois au repos, le malade a vu chaque fois les douleurs reparaître après 8 ou 10 jours d'interruption de traitement.

## Observation XXIV.

### TABÈS.

M. Félix P. — 60 ans.

Le malade a eu un chancre induré à l'âge de 17 ans. Il a été traité par cautérisatio
locale et pilules de protoiodure. Il n'a pas constaté d'accidents secondaires. Six an
après, il a fait une chute de cheval intéressant la région lombaire. La guérison a ét
rapide.

A l'âge de trente et un ans, il a eu de légers troubles visuels et les premières dou
leurs fulgurantes sont apparues. Elles ont augmenté rapidement de force et de fré
quence, mais sans régularité. Quatre ans plus tard, il a souffert de la vessie et de l
prostate : urines troubles. L'état général a été très touché. A 37 ans, en 1891, le
membres deviennent lourds, la marche est difficile, surtout pour descendre les esca
liers. Il y a des alternatives de rétention et d'incontinence d'urine. Les jambes s
dérobent, et à la fin de l'année 1891, la marche est très pénible.

En 1892, il a fait deux séjours à Lamalou, sans résultat. Les crises de douleurs ful
gurantes, très violentes, viennent à de longs intervalles.

En 1893, il a eu du psoriasis plantaire, puis palmaire. A ce moment, il a fait u
traitement mercuriel par frictions à l'onguent napolitain et iodure à haute dose.

Depuis 1894, il n'a subi aucun traitement, des douleurs fulgurantes sont revenue
à d'assez longs intervalles, plus ou moins vives, et l'état est resté à peu près station
naire.

A trois reprises différentes, en 1896, en 1906 et en 1913, à la suite de douleur
fulgurantes très vives et prolongées pendant plusieurs jours, il a fait des crises de dou
leurs fulgurantes très violentes.

*Examen* : L'ataxie des jambes est assez prononcée, il y a de légers troubles de l
main droite. Les douleurs fulgurantes à l'heure actuelle sont peu intenses, elle
reviennent tous les deux ou trois jours. Ptosis léger à droite.

Sur le bras droit, il y a une plaque intermittente d'herpès sur le bord cubital, et
la face dorsale de la commissure du pouce et de l'index.

En octobre 1913, on commence un traitement d'Hectine à un jour d'intervalle
deux injections de 10 cgr., puis deux injections de 20 cgr. avec un jour de repo
entre chaque, puis 11 injections de 10 cgr. quotidiennes.

Les premières piqûres ont provoqué quelques douleurs fulgurantes.

Les suivantes n'ont rien provoqué, sauf parfois un peu d'engourdissement.

L'état général est meilleur, l'esprit est alerte, la tristesse et l'irritabilité ont disparu
La marche s'est sensiblement améliorée ainsi que l'écriture.

Le malade peut s'accroupir et se relever sans difficulté, ce qui était impossibl
auparavant.

*17 décembre.* — 4 cc. d'Énésol. Le malade a eu quelques coliques.

*20 décembre.* — 5 cc. d'Énésol. Pas de réaction immédiate, mais toute la nuit l
malade a éprouvé un besoin très fréquent d'uriner, puis 14 heures après l'injectio
d'Énésol, douleurs fulgurantes qui durent 27 heures.

*23 décembre.* — 5 cc. d'Énésol. Pas de réaction, pas de douleurs, mais toute la nui
besoins fréquents d'uriner.

Le malade reçoit encore 4 piqûres d'Énésol de 5 cc.

Il n'y a pas d'autre réaction après chaque piqûre que le besoin fréquent d'uriner
On voit cette réaction même diminuer à chaque piqûre (7 mictions nocturnes après l
1re, 6 après la 2e, 4 après la 3e, 3 après la 4e).

*27 décembre.* — 8 cc. d'Énésol.

Les mictions fréquentes nocturnes reparaissent.

Les douleurs sont également réveillées et persistent deux jours.

Après un repos de sept jours, on reprend les injections d'Énésol (4 injections de 8 cc.). Les deux premières, après une réaction douloureuse le soir, sont suivies d'une accalmie très marquée. Les deux dernières provoquent des douleurs plus fortes et beaucoup plus persistantes.

Mis au repos, le malade souffre encore pendant cinq jours, puis les douleurs disparaissent. La marche est alors très améliorée, l'état général excellent.

## *Observation XXV.*

### TABÈS.

Madame V. — 42 ans.

Elle s'est mariée à 19 ans. Elle a eu un enfant né à terme, mort un mois après de méningite. Elle a fait deux ans après une fausse couche.

A 24 ans, elle a eu les premières douleurs fulgurantes. Elles étaient très espacées. Depuis sept ou huit ans, elles sont devenues très violentes. Les douleurs cubitales datent de trois ou quatre ans. Depuis un an, elle a eu quelques douleurs intercostales.

La marche est peu troublée. Signe de Romberg léger. Besoins impérieux et mictions involontaires.

Signe d'Argyll complet et bilatéral.

Les réflexes rotuliens et achilléens sont presque abolis, mais les rotuliens reviennent nettement par la manœuvre de Jandrassik. Il existe une zone d'hyperesthésie cubitale. En pleine crise de douleurs fulgurantes, on fait 10 piqûres intramusculaires d'Énésol. Les douleurs disparaissent. Elle reçoit ensuite 6 lavements de 914 sans nucléinate. Les douleurs disparaissent presque complètement. Elle reçoit ensuite 4 lavements de 90 centigr. de 914 avec injections de 90 centigr. de nucléinate. (Chaque fois lavement et piqûre à 9 heures du matin). A 2 heures, la malade a de la lassitude, se couche, a de la fièvre avec tremblement et claquement des dents. A 4 heures apparaissent dans les bras et les jambes de violentes douleurs fulgurantes. Elle n'a pas de maux de tête. Cet état dure jusqu'à 3 ou 4 heures du matin puis disparaît.

Le traitement a débuté le 15 septembre 1912. Le 18 novembre 1912, les réflexes rotuliens et achilléens sont reparus.

Après un mois de repos on fait deux lavements de 914 avec piqûres de nucléinate à trois jours d'intervalle. Les deux piqûres ont déterminé des douleurs fulgurantes terribles plus grandes qu'auparavant et durant 48 heures.

La 3e n'a pas fait souffrir (même lavement, même injection).

La 4e n'a pas fait souffrir, mais elle a provoqué la somnolence.

La 5e et la 6e n'a pas donné de douleurs fulgurantes bien que le nucléinate ait provoqué des frissons et de la fièvre.

Le 26 juin 1913 après ce traitement, les réflexes sont normaux, l'achilléen gauche est seul un peu faible. Elle a de temps à autre quelques douleurs vagues. Les pupilles sont inégales : la droite est un peu plus grande et ne réagit pas à la lumière. La gauche plus petite réagit sensiblement.

Pendant les vacances 1913, elle va très bien, n'a plus de douleurs, marche facilement. Au mois de septembre, quelques douleurs fulgurantes légères réapparaissent dans les jambes et le tronc.

*4 octobre.* — Les réflexes sont toujours présents. Les rotuliens et les achilléens sont forts, un peu moins forts à gauche. Les pupilles sont dans le même état.

Injection de 5 cmc. d'Énésol. Le soir et la nuit, céphalée. Quelques secousses dans les jambes. Pas de fièvre.

*7 octobre.* — 5 cmc. d'Énésol. Ni fièvre, ni maux de tête, ni douleurs, mais un peu de fatigue le lendemain.

*11 octobre.* — 5 cmc. d'Énésol.

*14 octobre.* — 5 cmc. d'Énésol.

*18 octobre.* — 5 cmc. d'Énésol. La malade ne souffre plus depuis la reprise du traitement. Elle a cependant remarqué que le jour de la piqûre, elle a des douleurs sourdes dans le ventre avec un peu de diarrhée jusqu'au lendemain matin.

*21 octobre 1913.* — 5 cmc. d'Énésol.

La malade a interrompu le traitement depuis 7 mois, elle ne souffre toujours pas, marche bien et n'a aucun trouble urinaire.

En résumé, amélioration et presque guérison d'un tabès tout au début par une série de 10 lavements de 914 dont 6 ont été accompagnés d'injection de nucléinate de soude. Les réflexes presque abolis au début et reparaissant uniquement par la manœuvre de Jendrassik sont devenus à peu près normaux sous l'influence du traitement.

Cette malade est restée 3 mois sans traitement, et n'a éprouvé au bout de ce temps qu'une reprise très légère de douleurs, que l'Énésol intraveineux a fait à nouveau disparaître.

### *Observation XXVI.*

#### TABÈS.

M. V. — 42 ans. Vu la 1re fois le 18 décembre 1913.

Le malade dont la femme est P. G., est soigné depuis dix-huit mois par l'huile grise. Il a eu un petit ictus avec perte de connaissance, ces jours-ci.

Il a des douleurs fulgurantes depuis dix ans. Il y a trois ans, il a eu des troubles de la vue : diplopie, amblyopie qui ont guéri spontanément.

*Depuis dix jours*, il a de nouveaux troubles de la vue : il y voit très mal de l'œil droit, a une parésie du moteur oculaire commun à droite et du strabisme.

Les réflexes rotuliens et achilléens sont abolis. Il n'existe pas de signe de Romberg. Pour uriner, il est obligé de pousser. Rien aux bras.

Les pupilles ne réagissent plus à la lumière ; il y a de l'inégalité, la droite étant plus grande. La paralysie de l'accommodation est presque complète à droite, un peu moindre à gauche.

Le malade se plaint en outre d'un brouillard devant l'œil droit.

La mémoire est intacte.

*Traitements.* — Le malade a reçu 60 à 70 piqûres d'huile grise, sans résultat appréciable.

*18 décembre 1913.* — 4 cmc. d'Énésol. Fièvre et douleur jusqu'au lendemain matin.

*23 décembre.* — 5 cmc. d'Énésol. Le soir, il a un peu de fièvre. Le troisième jour, douleurs violentes dans la tête et les yeux. Elles durent plusieurs jours.

*30 décembre.* — 5 cmc. d'Énésol. Un peu de fièvre le lendemain, douleurs vives dans la tête et les yeux.

*10 janvier.* — 5 cmc. d'Énésol.

Il a eu encore mal à la tête et des douleurs dans les bras et les jambes.

*13 janvier.* — 5 cmc. d'Énésol. Le malade a été encore malade : il a eu de la fièvre pendant trois jours et des douleurs violentes et généralisées.

*20 janvier.* — 5 cmc. d'Énésol. Mêmes réactions douloureuses, mais plus persistantes.

*27 janvier.* — 5 cmc. d'Énésol. Il a eu des douleurs violentes depuis ce temps. Pendant quinze jours, il ne dort pas, a des vertiges. Il va cependant un peu mieux. En somme, depuis le début du traitement, les douleurs sont devenues beaucoup plus violentes qu'avant. C'est à partir de la troisième ou quatrième piqûre qu'elles ont pris cette intensité. En même temps, les vertiges sont très forts depuis quatre ou cinq jours.

*10 février.* — 5 cmc. d'Énésol. Il n'a pas de fièvre, mais des douleurs dans l'estomac et dans le dos, accompagnées de diarrhée pendant deux jours. La vue est sensiblement meilleure mais les vertiges continuent.

*18 février.* — 5 cmc. d'Énésol. Il se produit toujours des douleurs.

Le malade est mis au repos pendant trois semaines.

Il a toujours de violentes douleurs, plus vives qu'avant le traitement. Il a aussi les jambes plus fatiguées mais il y voit mieux.

*10 mars.* — 45 centigr. de Néo-Salvarsan. Réaction faible.

*17 mars.* — 5 cmc. d'Énésol.

*24 mars.* — 5 cmc. d'Énésol. Il y voit beaucoup mieux, mais souffre toujours des jambes.

Il revient le 7 *avril.*

Il n'a pas été bien malade de la dernière piqûre mais trois ou quatre jours après il a été pris de violentes douleurs dans les jambes, de faiblesse. Il a maigri beaucoup en quinze jours, il est très fatigué.

Il a eu des coliques pendant plusieurs jours, mais sans diarrhée et en même temps de la difficulté pour uriner. Il se plaint de brûlures à la miction. Les douleurs et l'incoordination sont très exagérées.

*7 avril.* — 30 centigr. de Néo-Salvarsan. Peu de réaction mais l'état de fatigue et de dépression continue.

*15 avril.* — 45 centigr. de Néo-Salvarsan. Réaction modérée mais pas d'amélioration.

En résumé, insuccès complet des traitements qui ont simplement amené des recrudescences douloureuses sans amélioration consécutive.

### *Observation XXVII.*

#### TABÈS

M. W. Raymond. — 45 ans.

Le malade a contracté la syphilis à 20 ans. Il a été soigné uniquement par l'iodure.

Les premières douleurs fulgurantes datent de deux ans. Il a eu à cette époque une crise gastrique qui a duré un mois. Depuis cette époque, il a des douleurs fulgurantes dans les jambes très fréquentes, surtout la nuit. Il a beaucoup de douleurs dans le bras gauche avec engourdissement cubital. Il a quelques douleurs dans le bras droit. De temps à autre, il a quelques ébauches de crises de vomissements. Difficulté pour uriner.

Les réflexes rotuliens et achilléens sont abolis avec signe de Romberg. Signe d'Argyll.

*Traitement.* — Dix piqûres d'Hectine (10 cgr.).

Les cinq premières piqûres ont donné chaque fois quatre ou cinq heures après une petite crise d'engourdissement d'un membre ou d'un autre pendant trois à quatre heures avec un peu de fièvre. Dans l'intervalle, il n'y a presque plus de douleurs, et la nuit les douleurs autrefois très vives, ont beaucoup diminué.

Les cinq dernières piqûres de cette première série ne provoquent plus de douleurs. Les douleurs fulgurantes intercalaires ont disparu.

On fait une seconde série de 10 piqûres de 20 cgr. d'Hectine, sans réaction. Le malade ne souffre presque plus. Il prétend marcher avec beaucoup plus d'aisance. Il n'a plus de crises de nausées et il a engraissé.

Pendant un repos de huit jours, il recommence à souffrir trois ou quatre jours après la cessation du traitement. Les douleurs vont en s'accroissant.

Le traitement est repris. On fait une série de 10 piqûres de 20 cgr. d'Hectine. Pendant les piqûres il a souffert plus que d'ordinaire, surtout à la fin de la série. Dès la fin des piqûres, il va très bien, n'a pas de douleurs et la marche est facile.

Quatre séries de 10 piqûres d'Hectine (20 cgr. chacune). L'état général est excellent. Les douleurs ont à peu près disparu.

## Observation XXVIII.

### TABÈS

M. L. Louis. — 41 ans.
Vu pour la première fois le 5 décembre 1913.
Syphilis à 18 ans.

1º Les premières douleurs fulgurantes remontent à 9 ans. Elles affectaient les jambes s'accompagnant de névralgies oculaires.

Les douleurs ont augmenté progressivement. Elles reviennent tous les trois ou quatre jours.

2º Crises gastriques depuis huit ans. La première qui dura une à deux heures ne fut pas très violente.

Elles ont augmenté de durée et de fréquence. Actuellement, crises tous les trois mois, très fortes, très douloureuses, calmées par la morphine, mais durant huit à dix jours. Le malade a un peu de difficulté pour uriner dans la journée et quelquefois de l'incontinence d'urine.

*Examen.* — Pas de signe de Romberg appréciable. Réflexes rotuliens forts. Les achilléens sont abolis. Signe d'Argyll-Robertson complet en myosis.

La recherche de la sensibilité montre une hypoesthésie cubitale des deux côtés. On trouve une hypoesthésie des racines dorsales moyennes et supérieures.

Le malade devenu morphinomane depuis plusieurs années subit en même temps la cure de désintoxication de la morphine et le traitement spécifique. Il prend actuellement 12 cgr. de morphine par jour.

On supprime brusquement la morphine d'abord pendant un jour puis en quatre jours on ne fait que deux piqûres d'un demi cgr. Le malade va très bien et commence à dormir sans chloral ni bromure.

On commence le traitement par des injections d'Hectine : deux piqûres de 10 cgr. à un jour d'intervalle, puis deux piqûres deux jours de suite.

Le malade n'a pas eu de douleurs fulgurantes depuis huit jours.

*11 décembre.* — Apparition de quelques douleurs fulgurantes assez vives.

*12 décembre.* — Petite crise gastrique pour laquelle on injecte 4 cgr. de morphine.

*13 décembre.* — On refait encore un cgr. de morphine qui le calme pour toute la journée.

*14 décembre.* — Le matin, injection de 10 cgr. d'Hectine. Reprise de la crise gastrique.

*15 décembre.* — Crise gastrique très pénible avec vomissements sans douleurs fulgurantes. On donne 5 cgr. de morphine et 4 gr. de chloral. La crise est terminée le soir.

*16 décembre.* — Le malade passe la journée sans douleurs. On ne fait pas d'injection de morphine.

*17 décembre.* — Pas de douleurs, pas de morphine.

*18 décembre.* — Quelques petites douleurs gastriques sont calmées par un demi-cgr. de morphine. Quelques douleurs fulgurantes.

*19 décembre.* — Pas de douleurs. On ne fait pas de morphine. Le malade ne s'aperçoit pas de cette privation.

Le malade a reçu neuf injections d'hectine à 10 cgr. La dixième injection est faite le *20 décembre.*

Repos le 21 et le 22.

Puis on fait une série de dix piqûres d'Hectine à 20 cgr., deux à deux jours d'intervalle, puis tous les jours pendant 3 jours. Il se produit alors un réveil de douleurs fulgurantes assez vives.

On arrête 3 jours et on reprend l'Hectine à 20 cgr. tous les 2 jours. Il se produit une sédation des douleurs fulgurantes. Le malade va très bien, engraisse et ne souffre pas.

*Vendredi 9 janvier, 5 heures 1/2 du soir.* — Injection intra-veineuse de 2 cmc. 1/2 d'Énésol. Le malade est pris le lendemain à 5 heures du matin de douleurs assez vives dans les jambes.

Pas de douleurs en éclair mais douleurs plus sourdes et une sorte d'engourdissement douloureux de la peau. En même temps les jambes paraissent plus lourdes. Ces sensations disparaissent au bout de 12 heures et la lourdeur des jambes disparaît le lendemain.

*Lundi 12 janvier 1914, 5 heures 1/2 du soir.* — Injection de 4 cmc. d'Énésol suivie de douleurs le lendemain matin à 5 heures. Elles reviennent ainsi tous les matins, diminuent ou disparaissent dans la journée.

*Mercredi 14.* — Injection de 5 cmc. d'Énésol.

Pas de fièvre, pas de douleurs la nuit, mais le lendemain matin apparition de douleurs assez vives. Elles durent 3 heures. Le surlendemain, quelques douleurs encore pendant la matinée. Le malade est mal à son aise et a les jambes lourdes. L'appétit reste bon. Il ne se produit aucune ébauche de crise gastrique.

Toutefois le malade a perdu 1 kgr. depuis le début du traitement par l'Énésol.

*Vendredi 16 janvier 1914.* — 4e piqûre (5 cmc. d'Énésol). Le lendemain toute la journée, les jambes sont lourdes. Le malade se plaint de malaises, de grande fatigue et de difficulté de la marche.

Le surlendemain, apparition de douleurs très vives qui durent de 5 heures du matin à midi.

Les douleurs persistant, on laisse le malade au repos pendant 6 jours.

*Vendredi 23 janvier.* — 5 cmc. d'Énésol ne donnent lieu à aucun phénomène immédiat. Il y a seulement de la courbature des jambes le lendemain mais il ne se produit pas de douleurs.

*Lundi 27 janvier.* — 8 cmc. d'Énésol.

Le soir, pas de fièvre, pas de douleurs. Le lendemain dans la journée, douleurs vives, fatigue, jambes lourdes, quelques malaises gastriques. Le surlendemain, encore quelques douleurs le matin puis tous les troubles disparaissent et le malade se trouve très bien.

*28 janvier.* — 8 cmc. d'Énésol. Il ne se produit rien le soir, ni douleur, ni fièvre.

Le lendemain, peu de douleur le matin mais toute la journée, les jambes sont lourdes, l'appétit manque, il y a un vague état nauséeux. Le surlendemain, douleurs très fortes toute la matinée.

*30 janvier.* — 4 cmc. d'Énésol ne donnent rien le soir. Le lendemain soir, douleurs assez vives, mais moins persistantes.

Le malade va très bien, mais l'appétit est diminué.

*2 février.* — 10 cgr. d'Hectine ne donnent aucun trouble : pas de douleurs, l'appétit revient peu à peu.

*4 février.* — 8 cmc. d'Énésol produisent des douleurs assez vives le soir, puis plus rien.

Le malade a un peu mal à la tête, et se sent les jambes courbaturées depuis la piqûre.

L'appétit de nouveau diminue.

*6 février.* — 8 cmc. d'Énésol. Il est pris le soir vers 11 heures, dans les jambes, de douleurs très vives qui durent jusqu'à 5 heures du matin et ne sont calmées que par une piqûre de morphine.

La même nuit douleur dans le ventre avec diarrhée qui dure le lendemain. Pas d'appétit.

On arrête le traitement d'Énésol. Le malade repart chez lui. Au bout de quelques jours, l'état général étant excellent, les douleurs ont disparu, l'appétit est revenu. Il mange bien et engraisse.

Depuis quatre mois, ce malade n'a pas eu de crises gastriques. Les douleurs fulgurantes sont très rares et fort légères.

### Observation XXIX.

#### TABÈS

Mme L. Henriette. — 30 ans.

Elle a été contaminée dès le mariage à 18 ans et n'a pas été traitée.

Il y a six ans, elle a constaté que sa vue faiblissait, qu'elle ne pouvait plus lire. Au bout de trois ou quatre mois ces troubles ont disparu d'eux-mêmes.

Il y a quatre ans, ont commencé des douleurs dans les jambes qui augmentent surtout depuis deux ans, s'accompagnant d'une légère hésitation de la marche. Elle a reçu des piqûres de biiodure qui n'ont pas produit de résultat. Les douleurs ont disparu momentanément après une série de piqûres d'huile grise il y a six mois. En même temps, l'ataxie a diminué.

Il y a trois ans que la vue baisse. Depuis cinq ou six mois elle est aveugle. Il semble que les piqûres d'huile grise ont précipité l'évolution de la cécité. Elle pouvait encore se conduire avant et très rapidement, elle a perdu presque toute vision. A cette époque, elle a eu des vomissements. Elle a reçu cinq lavements de 606 il y a un an. La vue aurait été légèrement améliorée.

En août elle a reçu deux injections intraveineuses de 914 qui n'a donné aucune réaction et aucun résultat. A cette époque, elle est complètement aveugle, ne distingue pas les fenêtres de son appartement. Les réflexes des membres inférieurs sont abolis. Signe de Romberg léger. Un peu d'hésitation dans la marche. Aux membres supérieurs, réflexes faibles avec engourdissement cubital mais sans ataxie.

Au début de septembre 1913, on lui fit quatre piqûres d'Énésol de 5 cmc. chacune.

La première n'a pas donné de fièvre mais quelques étourdissements le lendemain matin. La seconde n'a pas provoqué de réaction. La troisième a encore donné des étourdissements le lendemain. La malade trouve que l'équilibre est meilleur.

Après la troisième piqûre aucun changement ne s'est produit dans la vision, *mais, fait très curieux*, la malade en sortant de l'hôpital a vu brusquement, comme dans un éclair, une voiture de marchande de quatre saisons, ce qui a été reconnu exact.

*4e piqûre. 23 septembre.* — La nuit suivante, fièvre, sueurs, douleurs abdominales et diarrhée. On ne peut dire si la diarrhée est mercurielle car elle avait parfois des crises semblables mais moins fortes.

*27 septembre.* — 45 cgr. de Néo-Salvarsan. Il ne se produit ni fièvre, ni diarrhée, seulement deux ou trois petites douleurs abdominales.

*6e piqûre.* — 5 cmc. d'Énésol. La malade n'a ni douleurs, ni fièvre, ni diarrhée.

*7e piqûre.* — 8 cmc. d'Énésol. Elle dit que depuis quelques jours elle commence à voir les ombres des voitures qui passent.

La piqûre ne donne ni douleurs, ni fièvre, ni diarrhée.

*8e piqûre.* — 10 cmc. d'Énésol. Ni fièvre, ni douleurs.

*11 octobre.* — 5 cmc. d'Énésol et 4 cmc. de Rhomnol. Fièvre légère et douleurs dans les jambes.

Elle a vu qu'on allumait un bec de gaz.

*14 octobre.* — 5 cmc. d'Énésol et 3 cmc. de Rhomnol.

Le lendemain de la piqûre, elle a encore reconnu une voiture.

Depuis, elle a perpétuellement des phosphènes, elle dit qu'elle voit « tout rose, comme du feu ».

*18 octobre.* — 5 cmc. d'Énésol.

Elle n'a ni fièvre, ni douleurs.

*21 octobre.* — Elle prétend qu'en venant, elle a vu ce matin un panier de raisin.

5 cmc. d'Énésol et 3 cmc. de nucléinate.

Elle n'a pas de fièvre, pas de douleurs. Pendant quelques heures après la piqûre « elle a vu rouge ».

Elle a vu un papier blanc par terre (exact). Elle a beaucoup de phosphènes. Elle trouve que ses jambes sont beaucoup plus solides et que l'ataxie a beaucoup diminué.

*25 octobre.* — 5 cmc. d'Énésol et 6 cmc. de nucléinate.

Il y a une grosse réaction, fièvre pendant la nuit, douleurs violentes, avec étourdissements et éblouissements. Depuis, elle a des éblouissements et a beaucoup de phosphènes.

*28 octobre.* — 5 cmc. d'Énésol et 5 cmc. de nucléinate.

Les phosphènes continuent, ils ne sont plus rouges mais blancs.

*11 novembre.* — Elle a vu une voiture avec des choux verts ; les arbres deviennent plus distincts. Elle a engraissé et elle marche beaucoup mieux.

On lui fait 5 cmc. d'Énésol et 5 cgr. de nucléinate.

*14 novembre.* — 90 cgr. de Néo-Salvarsan. Il se produit un peu de mal à la tête et de fièvre la nuit.

Elle a perçu un petit enfant vêtu de blanc.

*18 novembre.* — 90 cgr. de Néo-Salvarsan et 10 cgr. de nucléinate. Un peu de fièvre, de la diarrhée avec des coliques qui durent encore lorsqu'on la revoit le 22 novembre. Elle a des éblouissements.

*22 novembre.* — 90 cgr. de Néo-Salvarsan sans nucléinate. Elle n'a pas souffert, a eu un peu de fièvre mais pas de diarrhée. Elle a vu un grand journal par terre.

*25 novembre.* — 5 cmc. d'Énésol. La malade a un peu mal à la tête la nuit mais sans fièvre ni douleurs. Elle se sent mieux qu'après les piqûres précédentes et voit plus distinctement les ombres.

*29 novembre.* — 8 cmc. d'Énésol. Pas de réaction douloureuse ni fébrile.

*3 décembre.* — 10 cmc. d'Énésol. Les yeux ne font plus de progrès.

Pour le reste, elle va très bien, elle mange bien. Elle n'a pas de douleurs fulgurantes, marche seule sans donner le bras, ce qu'elle ne faisait pas même lorsqu'elle voyait encore un peu. Le lendemain elle a eu un peu de fièvre.

*6 décembre.* — 10 cmc. d'Énésol. La malade n'a ni fièvre, ni douleurs, mais a énormément de phosphènes. L'état général est très bon.

*9 décembre.* — 90 cgr. de Néo-Salvarsan. Elle n'est pas malade ensuite. Elle a moins de phosphènes. Sur sa table elle a vu un torchon.

*13 décembre.* — 90 cgr. de Néo-Salvarsan. Elle a de nouveau beaucoup de phosphènes. Elle voit un peu mieux les ombres. Elle a aperçu un pot sur sa table.

*16 décembre.* — 90 cgr. de Néo-Salvarsan. Elle a été très malade. Pendant 2 jours, elle a vomi et a eu de vives douleurs dans les jambes. Le lendemain, étant encore malade, elle a revu comme dans un éclair, pendant deux ou trois secondes, « toute sa chambre, avec la table, le buffet, les assiettes qui étaient dessus », puis elle est retombée dans la nuit. Elle voit certainement mieux les ombres.

*20 décembre.* — 90 cgr. de Néosalvarsan.

Elle n'a pas été malade. Les phosphènes persistent.

*23 décembre.* — 90 cgr. de Néosalvarsan et 10 cgr. de nucléinate intramusculaire. Rien à noter.

*26 décembre.* — 8 cmc. d'Énésol, et 10 cgr. de nucléinate.

La malade a des douleurs fulgurantes le soir, un peu de vertige et d'éblouissements. Le lendemain elle a un peu de diarrhée. Le surlendemain elle trouve qu'elle voit mieux les ombres.

*3 janvier.* — 12 cmc. d'Énésol et 10 cgr. de nucléinate. La malade a un peu de fièvre mais sans douleurs ni diarrhée. Elle a vomi une heure après la piqûre. Les phosphènes ont presque disparu.

*10 janvier.* — 90 centigr. de Néo-Salvarsan. Pas de réaction.

*13 janvier.* — 90 cgr. de Néo-Salvarsan et 10 cg. de nucléinate. Elle n'a pas été malade.

Elle est mise au repos pendant un mois.

*3 mars.* — Elle revient, toujours aveugle. Les douleurs dans les jambes sont reparues, assez vives depuis quinze jours. La marche est un peu moins bonne.

5 cmc. d'Énésol donnent des douleurs dans les jambes et font réapparaître les phosphènes.

*7 mars.* — 45 cgr. de Néo-Salvarsan. Il se produit quelques petites douleurs après la piqûre.

Elle a chaque nuit qui suit les piqûres une éruption d'urticaire. Elle en a eu avec l'Enésol comme avec le Néo-Salvarsan.

*10 mars.* — 45 cgr. de Néo-Salvarsan.

Elle ne souffre plus du tout.

*21 mars.* — 5 cmc. d'Énésol. Aucune réaction.

Depuis l'interruption d'un mois dans le traitement, l'amélioration légère qui avait été obtenue a complètement disparu. Elle n'a plus d'éclairs de vision. Les phosphènes eux-mêmes ont beaucoup diminué et tendent à disparaître. Mais depuis la reprise du traitement, l'état général est de nouveau excellent.

En résumé, tabétique aveugle avec douleurs fulgurantes et ataxie légère. Un traitement intensif consistant en 21 piqûres d'Énésol soit 2 gr. 08 et en 12 injections de Néo-Salvarsan, poursuivi sans interruption pendant plusieurs mois, a été incapable d'améliorer la vision supprimée pourtant depuis quelques mois à peine. Ce traitement a du reste été remarquablement bien supporté. Il a fait disparaître complètement les douleurs fulgurantes et l'incoordination légère du reste des membres inférieurs.

Un fait curieux est à signaler du côté des nerfs optiques. Il semble bien que chez cette femme quelques fibres nerveuses persistaient encore dans les nerfs optiques malgré la cécité complète. On a observé en effet, de temps à autre, après les piqûres, une réapparition très légère de vision qui lui permettait de distinguer les ombres. Parfois même, elle a éprouvé comme dans un éclair un retour relatif de vision lui montrant quelque objet devant elle et s'évanouissant immédiatement comme si quelque fibre-nerveuse retrouvait brusquement une certaine conductibilité. Un autre effet des piqûres a été la provocation de phosphènes attestant en quelque sorte le travail irritatif, produit sur les fibres nerveuses par la réaction inflammatoire consécutive au passage du mercure et de l'arsenic. Cette amélioration légère, n'a du reste pas persisté et l'on a vu ces manifestations disparaître peu à peu.

Il faut signaler encore qu'une interruption de traitement d'un mois a été marquée par un retour des douleurs fulgurantes disparues pourtant depuis plusieurs mois.

Cependant cette femme de nouveau sans traitement depuis six semaines, n'a actuellement pas vu reparaître ses douleurs.

### *Observation XXX.*

### PARALYSIE GÉNÉRALE

M. D. Paul. — 47 ans.

Le malade est vu pour la première fois en septembre 1913.

Depuis quatre ou cinq ans, il se plaint de douleurs vagues de palpitations. Son médecin a constaté alors l'abolition des réflexes rotuliens, mais sans troubles de la marche et sans signe de Romberg.

Depuis six mois, la parole est devenue traînante avec des achoppements. Pas de troubles de la mémoire, pas d'idées délirantes. Il fait sa comptabilité sans erreur et travaille. Il est simplement nerveux et irritable. Les reflexes rotuliens et achilléens existent, mais très faible. Les réflexes des membres supérieurs sont affaiblis. Pas de Romberg. Signe d'Argyll avec pupilles légèrement inégales. Tremblements légers de la langue et des lèvres. Il n'a pas reçu de mercure ni d'arsenic jusqu'à présent. Il a pris seulement de l'iodalose.

*10 septembre 1913.* — 5 cmc. d'Énésol.

La nuit suivante est tranquille, mais le lendemain matin crise d'agitation, délire, vertiges. La station debout est presque impossible. Il y aurait eu un peu de faiblesse de tout le côté gauche.

Cette crise dure 5 ou 6 jours puis s'atténue.

On voit par cette observation, le danger qu'il y a à faire d'emblée une injection mercurielle ou arsenicale assez forte à un malade non encore traité. Il est nécessaire de préparer l'organisme par des doses progressives.

## *Observation XXXI.*

### PARALYSIE GÉNÉRALE

Mme B. — 34 ans.

Paralysie générale en traitement depuis février 1912.

Défaut intellectuel marqué. Troubles de la mémoire. On est obligé de la conduire à l'hôpital pour son traitement car elle se perd dans les rues. Émotivité extrême. Crises de pleurs sans raison. Parole caractéristique. Argyll-Robertson. Trémulation fibrillaire de la face.

En plus, elle avait des crises convulsives, survenant irrégulièrement tous les huit ou quinze jours où elle était prise d'un engourdissement et d'une contracture débutant par la face du côté droit, s'étendant rapidement à tout le reste du corps. Elles ne s'accompagnent pas de pertes complètes de la connaissance ni de convulsions véritables mais ces crises sont suivies pendant deux ou trois heures d'un affaiblissement général et affectant de ce côté les caractères d'une véritable paralysie transitoire.

Elle est actuellement en traitement à la Salpêtrière par des piqûres d'huile grise qui semblent n'avoir donné aucun résultat. L'état s'est manifestement aggravé.

*12 février 1912.* — Injection intraveineuse de 3 cmc. d'Énésol provoquant le soir une grosse fièvre, malaises, céphalée avec engourdissement passager du côté droit pendant une heure environ.

*16 février.* — 3 cmc. d'Énésol intraveineux provoquent les mêmes accidents.

*19 février.* — 5 cmc. d'Énésol.

Jusqu'à la fin de mars 10 piqûres sont pratiquées de 5 cmc. chacune.

La réaction qui suit chaque piqûre est toujours assez vive : fièvre, céphalée et souvent engourdissement passager à droite. Mais dans l'intervalle, l'état général est sensiblement meilleur. La parole est moins scandée. La malade a recommencé à faire son ménage et à aller au marché. Elle vient seule à l'hôpital.

Le traitement est poursuivi sans interruption par séries de dix piqûres de 5 cmc., à raison de deux par semaine, séparées par un repos de quinze jours jusqu'au 15 juillet 1912. En tout, encore vingt piqûres de 5 cmc. La réaction qui suit chaque piqûre est très atténuée tout en restant assez vive avec piqûre et céphalée. Grosse amélioration de l'état général.

Restée sans traitement du 15 juillet au 7 septembre, elle a considérablement fléchi. A partir du 15 août, les crises d'engourdissement et de paralysie du côté droit sont revenues. Accentuation manifeste des symptômes psychiques.

Remise en traitement : Première injection de 3 cmc. détermine grosse réaction fébrile et crise paralytique du côté droit.

2e injection. — 3 cmc. avec réaction moins forte.

Puis injections successives de 5 cmc. à raison de deux par semaine pendant tout l'hiver jusqu'en juin 1913 avec de temps en temps repos de quinze jours.

Les crises ont de nouveau disparu. L'état général est revenu ce qu'il était en juin 1912. Elle s'occupe de sa maison, fait sa cuisine et son ménage.

Interruption de traitement pendant trois mois (vacances). Même fléchissement que l'année précédente.

Les crises d'engourdissement et de paralysie reparaissent deux mois après la cessation du traitement. Baisse de la mémoire et torpeur.

Remise en traitement en *septembre 1913.*

Les deux premières injections de 3 cmc. chaque déterminent de violentes crises paralytiques. On continue une injection par semaine de 5 cmc. qui très rapidement fait disparaître les crises et obtiennent une régression manifeste des symptômes psychiques. A signaler cependant que le 17 *février* et le 7 *avril*, elle a eu deux heures et demie après la piqûre une crise de paralysie passagère du côté droit avec aphasie.

En somme, l'amélioration obtenue est indiscutable. Après plus de deux ans de traitement, non seulement les symptômes ne se sont pas accentués mais ils ont sensiblement diminué. Même toute interruption de traitement est suivie au bout de six semaines ou d'un mois du retour de tous les troubles observés.

Il est à noter que cette femme a reçu environ de cent dix à cent vingt injections intraveineuses de 5 cmc. d'Énésol soit 550 cmc. et 16 gr. 50 d'Énésol.

*En résumé*, cas de paralysie générale traité uniquement par injections intraveineuses d'Énésol. Une amélioration considérable s'est produite pendant les deux premiers mois du traitement puis l'état est resté stationnaire et depuis le 15 juillet 1912 la malade n'a rien perdu de ce qu'elle avait gagné. Chaque piqûre provoque chez elle, même au bout de deux ans de traitement, une grosse réaction fébrile avec céphalée persistant pendant plusieurs heures. Le traitement a été interrompu à deux reprises pendant deux mois environ. Chaque fois l'interruption a été signalée par un retour des troubles psychiques et des crises convulsives, rapidement enrayés du reste par la reprise du traitement.

## Observation XXXII.

### PARALYSIE GÉNÉRALE

M. G. — 32 ans. Salle Prus n° 4 bis.

Le malade a reçu d'abord 10 piqûres d'Hectine sans grand changement.

Il a eu ensuite quatre piqûres de Néo-Salvarsan (de 45 cgr., 60 cgr. et les deux dernières de 90 cgr.).

L'amélioration a été notable. Après les piqûres, il ne s'était produit ni excitation, ni céphalée, ni fièvre.

*29 novembre.* — 5 cmc. d'Énésol. Il n'y a eu ni fièvre, ni céphalée.

*6 décembre.* — 5 cmc. d'Énésol. Le malade semble un peu moins bien que la dernière fois, mais il est cependant venu seul de Courbevoie.

*9 décembre.* — 5 cmc. d'Énésol.

*13 décembre.* — 5 cmc. d'Énésol. Le malade va bien. Après les piqûres, il ne souffre pas. Pendant les deux nuits qui ont suivi, il a eu seulement de violents cauchemars.

La parole est meilleure.

*16 décembre.* — 5 cmc. d'Énésol.

*20 décembre.* — 5 cmc. d'Énésol. Les piqûres ne le rendent pas malade.

*23 décembre.* — 5 cmc. d'Énésol.

*26 décembre.* — 5 cmc. d'Énésol.

*30 décembre.* — 5 cmc. d'Énésol et 5 cgr. de nucléinate.

Il a été assez malade : agitation, céphalée. Diminution de la mémoire.

*3 janvier.* — 5 cmc. d'Énésol. Il est plutôt déprimé en ce moment.

*10 janvier.* — 5 cmc. d'Énésol. Le malade va mieux.

*13 janvier.* — 5 cmc. d'Énésol. L'état général est bon, la mémoire meilleure. Il n'y a plus de réaction après la piqûre comme au début.

*17 janvier.* — 7 cmc. d'Énésol. La piqûre ne donne pas de réaction. Le malade va décidément mieux.

*20 janvier.* — 5 cmc. d'Énésol.

*27 janvier.* — 5 cmc. d'Énésol.

*31 janvier.* — 7 cmc. d'Énésol. La piqûre ne donne aucune réaction.

*3 février.* — 45 cgr. d'oléoarsol. Aucune réaction.

*10 février.* — 5 cmc. d'Énésol. Le malade a une céphalée légère le soir.

*17 février.* — 5 cmc. d'Énésol.

*28 février.* — 5 cmc. d'Énésol.

Ces deux dernières piqûres n'ont donné lieu à aucune réaction.

Le malade va décidément beaucoup mieux. La mémoire est bonne. La parole est meilleure. Il recommence à s'occuper et à travailler chez lui.

Il a reçu 19 piqûres d'Énésol, soit 2 gr. 97 ; dix piqûres d'hectine soit 1 gr. et 3 gr. 15 de Néo-Salvarsan en 4 fois.

Le malade a cessé de venir à la consultation.

Nous apprenons qu'au bout de quelques semaines d'interruption de traitement son état s'est considérablement aggravé.

## *Observation XXXIII.*

### PARALYSIE GÉNÉRALE

Mme Georgette V.

Début de traitement en juin 1913.

Elle est malade depuis deux ans au moins. La parole est très tremblée, l'écriture impossible. La mémoire est très affaiblie ; elle se perd dans les rues. Elle est incapable de faire son ménage et de laver son linge..

Tous les huit jours, elle a des crises de parésie du côté gauche, qui durent plusieurs heures avec picotements débutant par la partie gauche de la face.

Elle a reçu trois séries de dix piqûres de 8 cc. d'Énésol intraveineux, qui l'ont très améliorée. Elle parle presque bien, vient seule à la consultation, commence à faire sa lessive et sa cuisine. Elle peut écrire, faire la lecture à haute voix. Elle n'a plus eu de crise de parésie depuis le début du traitement.

Chaque piqûre la rend malade avec fièvre, étourdissements, céphalée pendant la nuit suivante et parfois encore pendant la matinée du lendemain.

Elle est très améliorée. Elle vient régulièrement jusqu'au 15 octobre 1913, puis elle espace les piqûres et vient tous les quinze jours.

Elle va toujours bien, mais les piqûres donnent des réactions plus vives : céphalée, engourdissement du côté gauche.

Le *3 décembre 1913.* — Elle termine une série de 10 piqûres de 5 cc. d'Énésol. Elle va toujours très bien. On la laisse au repos pendant un mois.

Elle revient *le 30 décembre* avec un très léger engourdissement du bras gauche.

3 cc. d'Énésol la rendent un peu malade.

*10 janvier.* — 5 cc. d'Énésol. Elle a été assez malade.

*20 janvier.* — 5 cc. d'Énésol.

*27 janvier.* — 5 cc. d'Énésol. Elle va bien de nouveau.

Elle accuse toujours après chaque piqûre des fourmillements généralisés pendant 24 heures et surtout dans la jambe gauche.

*10 février.* — 5 cc. d'Énésol.

*17 février.* — 5 cm. d'Énésol.

*28 février.* — 5 cc. d'Énésol.

*5 mars.* — 5 cc. d'Énésol.

Elle est un peu souffrante après chaque piqûre.

Elle va toujours bien ensuite.

*10 mars.* — 45 cgr. de Néo-Salvarsan. Peu de réaction le soir.

*17 mars.* — 5 cc. d'Énésol.

*24 mars.* — 5 cc. d'Énésol. Elle va très bien. Elle a mal à la tête le soir même et le lendemain.

La dernière piqûre l'a rendue plus malade. Elle est restée couchée pendant huit jours : douleurs des jambes, engourdissement des bras.

*7 avril.* — Elle se plaint d'avoir les bras engourdis.

5 cc. d'Énésol.

Pendant six semaines, elle vient très irrégulièrement au traitement ; une fois tous les quinze jours environ. Immédiatement, elle va moins bien, la parole s'embarrasse. Une crise convulsive du côté gauche reparaît le *13 mai*.

Elle reprend son traitement le *21 mai* : 4 cc. d'Énésol. Réaction assez vive le soir.

*26 mai.* — 5 cc. d'Énésol. Même réaction fébrile. Elle va déjà beaucoup mieux.

*30 mai.* — 5 cc. d'Énésol. L'amélioration est considérable. Ces trois piqûres ont suffi pour la remettre en l'état où elle était avant l'interruption du traitement.

En résumé : paralysie générale très améliorée par un traitement consistant en injections de 5 cc. d'Énésol deux fois par semaine. Chaque fois que l'on interrompt le traitement ou même que l'on espace les piqûres, elle va moins bien mais deux autres piqûres suffisent à améliorer de nouveau.

Cette malade suivie depuis juin 1913, très améliorée au début est restée, en somme depuis un an, dans un état stationnaire qui constitue une grosse amélioration.

*Observation XXXIV.*

P. G. ET MYÉLITE

M. Louis. — 35 ans.

Le caractère s'est modifié depuis le mois de juin et la mémoire s'est très affaiblie. Les maux de tête datent de la même époque.

Pas d'idées bizarres, ni de troubles de la parole, mais une légère dysarthrie.

La marche est difficile depuis six mois.

Signe d'Argyll complet.

Les réflexes sont exagérés. Démarche légèrement spasmodique. Trépidation épileptoïde et signe de Babinski des deux côtés.

*31 janvier.* — 3 cc. d'Énésol. Pas de réaction.

*3 février.* — 45 cgr. d'Oléoarsol.

*10 février.* — 20 cgr. d'Hectine, peu de céphalée.

*17 février.* — 5 cc. d'Énésol. Un peu mal à la tête ensuite.

*28 février*. — Le malade va certainement mieux et parle beaucoup plus facilement. 5 cc. d'Énésol.

*4 mars*. — 5 cc. d'Énésol. Il a été comme les autres fois un peu malade : céphalée, fièvre légère.

*10 mars*. — 45 cg. de Néo-Salvarsan.

Pas de troubles.

*14 mars*. — 5 cc. d'Énésol.

Le malade n'est pas indisposé. Il va mieux, parle et marche plus facilement.

*17 mars*. — 5 cc. d'Énésol. Pas de troubles.

*21 mars*. — 5 cc. d'Énésol.

*24 mars*. — 5 cc. d'Énésol.

Amélioration de la parole et de la mémoire.

*28 mars*. — 5 cc. d'Énésol.

*31 mars*. — 5 cc. d'Énésol.

*7 avril*. — 5 cc. d'Énésol.

Il va mieux, parle facilement. La mémoire est bien meilleure ; la marche plus facile. Il y a surtout amélioration de la raideur du tronc.

*15 avril*. — 5 cc. d'Énésol.

*27 avril*. — 5 cc. d'Énésol.

*12 mai*. — 5 cc. d'Énésol. Le malade va très bien.

*19 mai*. — 5 cc. Pas de réaction.

*26 mai*. — 8 cc. d'Énésol. L'activité intellectuelle est bien meilleure. Il parle mieux, n'a plus mal à la tête. La marche est bonne.

## *Observation XXXV.*

### ATROPHIE OPTIQUE EN ÉVOLUTION

M^me C. — 38 ans.

La malade a contracté la syphilis en 1903. Elle a été soigné à l'hôpital Saint-Antoine après une fausse couche. Pendant trois ans, on lui a fait des piqûres d'huile grise. Tous les accidents avaient disparu.

Mais depuis un an la vue baisse. Actuellement très diminuée de l'œil droit. Les réflexes lumineux sont conservés et il n'y a pas d'inégalité pupillaire.

Elle a eu depuis plusieurs mois de violents maux de tête.

Au mois de mars, elle a reçu quelques piqûres d'un sel de mercure. Depuis, elle souffre moins de la tête, mais il n'y a pas de changement pour les yeux.

Début du traitement le *2 octobre 1913*.

On fait le matin , cmc. d'Énésol intraveineux.

Le lendemain seulement dans l'après-midi, forte fièvre, avec sueurs, frissons et céphalée violente, qui ont duré près de deux jours. La malade trouve sa vision moins trouble.

*7 octobre*. — 5 cmc. d'Énésol. Pas de fièvre, ni de céphalée.

*11 octobre*. — 5 cmc. d'Énésol.

*14 octobre*. — 5 cmc. d'Énésol.

*18 octobre*. — 5 cmc. d'Énésol.

Ces trois piqûres n'ont donné aucune réaction douloureuse, ni fébrile.

Les maux de tête diminuent sensiblement mais il n'y a pas de changement appréciable de la vision.

*21 octobre*. — 5 cmc. d'Énésol. Pas de fièvre ni de céphalée mais quelques étourdissements, le lendemain.

*28 octobre*. — Les maux de tête ont presque disparu. Amélioration légère de la vision : elle voit moins trouble.

5 cm. d'Énésol et 2 cmc. de nucléinate.

Pas de fièvre, un peu de céphalée le lendemain.

*4 novembre*. — La malade y voit beaucoup mieux.

5 cmc. d'Énésol et 2 cmc. de nucléinate.

La malade a de la fièvre et des maux de tête jusqu'au lendemain soir. Elle a eu une syncope légère.

*11 novembre*. — Les maux de tête ont disparu. La vue n'est plus trouble. Cependant elle ne peut encore lire de l'œil droit.

5 cmc. d'Énésol et 2 cmc. de nucléinate.

Elle a eu mal à la tête toute la journée.

*15 novembre*. — 5 cmc. d'Énésol. Aucune douleur à la tête. La malade va mieux et distingue beaucoup mieux de l'œil droit.

*19 novembre*. — 5 cmc. d'Énésol.

La malade va tout à fait bien. Elle n'a plus jamais de céphalée sauf un peu le lendemain des piqûres.

*25 novembre*. — 5 cmc. d'Énésol. La malade a eu un peu mal à la tête après la piqûre. Elle y voit beaucoup mieux. Son état général est très bon : elle a engraissé.

*3 décembre*. — 5 cmc. d'Énésol. Pas de réaction.

*9 décembre*. — 5 cmc. d'Énésol. Depuis le 18 octobre, elle n'a plus de céphalée.

*16 décembre*. — 10 cmc. d'Énésol. Elle va très bien. Repos pendant un mois.

Elle revient le *10 janvier* 1914. Elle a des maux de tête violents depuis une dizaine de jours.

La vision n'est pas plus trouble.

3 cmc. d'Énésol. La malade a mal à la tête le lendemain, mais n'a pas de fièvre. Les maux de tête disparaissent le surlendemain. Elle va bien ensuite.

*20 janvier*. — 5 cmc. d'Énésol. La céphalée n'existe presque plus.

*27 janvier*. — 5 cmc. d'Énésol. La malade n'a pas de fièvre, elle a une légère céphalée le lendemain.

La vision est réellement meilleure.

*3 février*. — 7 cmc. d'Énésol. Il se produit une grosse fièvre avec mal à la tête jusqu'au lendemain soir.

*17 février*. — 7 cmc d'Énésol. Même réaction.

*18 février*. — 6 cmc. d'Énésol. Elle a un peu mal à la tête.

*3 mars*. — 5 cmc. d'Énésol provoquent un léger mal de tête.

*20 mars*. — 15 centigr. de Néo-Salvarsan.

Elle n'a pas de fièvre, mais un violent mal de tête le lendemain.

*17 mars*. — 5 cmc. d'Énésol. Elle n'est pas malade, on la laisse reposer trois semaines.

Pas de rechute pendant ce temps.

*7 avril*. — 5 cmc. d'Énésol.

*21 avril*. — 5 cmc. d'Énésol. Aucune réaction. La céphalée a complètement disparu. Elle y voit bien, n'a plus de brouillard devant les yeux. L'état général est excellent.

*12 mai*. — 5 cmc. d'Énésol.

En résumé, cette malade atteinte d'atrophie optique en évolution avec céphalée a été traitée uniquement par l'Énésol dont elle a reçu 133 centimètres cubes en 25 injections. Un premier traitement poursuivi pendant trois · mois provoque une amélioration considérable de la vision avec disparition de la céphalée, mais l'interruption d'un mois est suivie d'un retour de maux de tête violents qui disparaissent rapidement par la reprise du traitement.

## *Observation XXXVI.*

### MÉNINGITE SYPHILITIQUE

M^me J. P. — 39 ans.

C'est une femme qui s'est mariée à 24 ans. Elle a eu un enfant à 25 ans. Il est mort à l'âge de 6 mois.

Quelque temps après, éruption cutanée, chute des cheveux avec céphalée vive qui a cédé sous l'influence de l'iodure. Elle a eu un second enfant qui est mort à trois mois, puis deux enfants qui sont bien portants. Le mari est mort l'an dernier de P.G.

Elle n'a jamais eu d'accidents jusqu'à l'année dernière où pendant un mois elle a eu de la céphalée, des vertiges, de la titubation, de l'agitation nerveuse, de l'engourdissement des pieds et des mains, surtout à droite.

La vue était complètement trouble, rendant tout travail impossible et il lui fallait un guide pour circuler.

La mémoire a baissé et la parole était devenue plus difficile.

*Traitement.* — Elle a reçu 7 séries de 15 piqûres intramusculaires d'Énésol. Les troubles ont disparu en quelques mois.

Cependant, en décembre 1912, elle a eu de nouveau pendant 8 jours des étourdissements et des troubles visuels mal déterminés et un peu de céphalée.

*Actuellement : 3 juin 1913.* — Elle n'a pas de douleurs fulgurantes. Les réflexes rotuliens et achilléens sont normaux. Elle n'a pas de troubles sphinctériens.

Au membre supérieur, on constate un affaiblissement léger de la main droite qui coïncide avec une sensation de fourmillements dans la main. La sensibilité est un peu diminuée, sans localisation nette au rebord cubital.

Les réflexes sont certainement plus forts à droite qu'à gauche. Le bras droit lui semble lourd et il est maladroit. Incoordination légère du bras droit.

Les pupilles sont inégales, la droite est plus petite, en myosis. Signe d'Argyll absolu, l'accommodation est conservée. La pupille gauche est déformée. La malade n'accuse pas de diplopie.

On lui fait une série de 6 lavements de 914.

*En juin 1913.* — On la revoit, elle va très bien et n'a aucun trouble visuel et le bras droit est normal.

Le seul trouble qu'elle accuse est une céphalée presque continuelle.

*13 juin.* — 3 cmc. d'Énésol. Elle a un peu de fièvre et de très légères douleurs dans le bras droit.

*En juillet,* dans un hôpital, ponction lombaire avec nombreux plasmazellen.

Depuis céphalée continuelle, étourdissements, vertiges.

*En septembre,* on reprend les piqûres intraveineuse d'Énésol ; 4 piqûres de 5 cmc Il y a eu chaque fois un peu de fièvre, augmentation passagère de la céphalée, le sur lendemain.

*23 septembre,* 5^e piqûre. — 5 cmc. d'Énésol. Pas de malaise ensuite.

*27 septembre.* — Elle a toujours mal à la tête.

90 cgr. de Néo-Salvarsan. Fièvre et céphalée pendant 2 jours.

*30 septembre.* — 5 cmc. d'Énésol. La nuit suivante, un peu de fièvre et de céphalée.

*4 octobre.* — 5 cmc. d'Énésol.

*12 octobre.* — 5 cmc. d'Énésol. Elle a toujours de la céphalée.

*17 octobre.* — 5 cmc. d'Énésol et 4 cmc. de nucléatol. Elle a toujours de la céphalée.

*10 novembre.* — 5 cmc. d'Énésol.

*18 novembre.* — 5 cmc. d'Énésol. Elle va très bien. Elle a engraissé et la céphalée est bien moindre.

On la met *à l'Hectine.* Elle reçoit 10 piqûres de 20 cgr.

Les maux de tête disparaissent.

Puis on la laisse au repos pendant un mois. Elle n'a pas de maux de tête.

*On reprend l'Hectine le 10 janvier.* — Elle reçoit 10 piqûres de 20 cgr. A ce moment, en plein traitement les maux de tête reparaissent et persistent malgré une nouvelle série de 10 piqûres d'Hectine.

Elle se fait faire 3 séries de 10 piqûres d'Énésol intramusculaire de 2 cmc. chaque. Elle va bien, les maux de tête ont à peu près disparu. L'état général est excellent.

## Observation XXXVII.

### PARAPLÉGIE SPASMODIQUE.

M. R. Joseph. — 31 ans.

Il est malade depuis trois ans. L'affection a débuté par des fourmillements dans le bras gauche et huit jours plus tard dans les pieds. Une dizaine de jours après, il ne pouvait plus remuer les jambes, ni le bras gauche. Il avait de grandes difficultés pour uriner.

Il est resté trois mois dans cet état. Il a reçu alors 80 piqûres d'Hectine et d'Hectargyre. Au bout de trois mois, il recommence à marcher très péniblement. L'amélioration continue. Sept ou huit mois après le début de l'amélioration, il veut recommencer à travailler et il a une rechute : le matin il marchait encore mais à midi il ne pouvait plus remuer la jambe ni le bras gauche.

Au bout de deux mois, on lui fait de nouveau de l'Hectine et de l'Hectargyre. L'amélioration est progressive mais moins rapide que la première fois.

On lui fait ensuite 12 piqûres d'huile grise.

Il vient consulter en juillet 1913. Il peut marcher assez difficilement. Les réflexes sont exagérés. Signe de Babinski et trépidation épileptoïde.

*Traitement.* — On fait 12 piqûres d'Énésol intramusculaires, puis 12 piqûres intraveineuses. L'amélioration est considérable. A la 9e piqûre on fait une injection épidurale. Il se produit une paralysie de trois jours puis les forces reviennent en 10 jours et très supérieures à ce qu'elles étaient avant.

Il revient le *18 novembre* ; il a un peu perdu, la marche est un peu moins bonne.

*Fin novembre.* — Il a les jambes beaucoup plus lourdes.

On lui fait une injection de 60 centigr. de Néo-Salvarsan, puis deux injections de 5 cmc. d'Énésol. Il va bien de nouveau. On le laisse au repos quinze jours, de nouveau les jambes redeviennent lourdes.

*9 décembre.* — 90 centigr. de Néo-Salvarsan.

Il a eu de la fièvre. Ensuite il se sent beaucoup plus fort et marche bien mieux.

*13 décembre.* — 90 centigr. de Néo-Salvarsan.

La marche reste améliorée mais elle est moins bonne que la fois précédente.

*16 décembre.* — 90 centigr. de Néo-Salvarsan. La marche redevient meilleure.

*20 décembre*. — 5 cmc. d'Énésol. Pas de réaction. Le malade est plutôt moins bien, la force est moindre.

*23 décembre*. — 90 centigr. de Néo-Salvarsan.

*26 décembre*. — 5 cmc. d'Énésol. Après cette piqûre, il se plaint d'avoir les jambes faibles, surtout la gauche. Il a eu des douleurs pendant vingt-quatre heures dans cette jambe.

*30 décembre*. — 90 centigr. de Néo-Salvarsan.

Il a encore eu quelques douleurs le soir. Il se trouve beaucoup mieux depuis.

*10 janvier*. — 90 centigr. de Néo-Salvarsan et 5 centigr. de nucléinate.

Le soir il a une grosse fièvre, des douleurs dans les jambes et un peu d'affaiblissement pendant 2 jours.

On le laisse au repos huit jours. Il va bien et ne s'est pas affaibli.

*20 janvier*. — 90 centigr. de Néo-Salvarsan, puis le malade se repose un mois.

Ensuite, il reçoit deux injections de 90 centigr. de Néo-Salvarsan. Il va bien, la marche est bien meilleure.

Après un nouveau repos d'un mois, le malade revient.

*Le 28 mars*. — Il va bien, il a repris son travail depuis quinze jours, mais il se sent depuis deux ou trois jours un peu plus faible. On lui fait 90 centigr. de Néo-Salvarsan.

*8 avril*. — 90 centigr. de Néo-Salvarsan.

*15 avril*. — 90 centigr. de Néo-Salvarsan. Il se sent très bien et il a repris son travail de cuisinier. En résumé, ce malade atteint de paraplégie spasmodique a été d'abord amélioré par l'Hectine, puis surtout par le Néo-Salvarsan, dont il a reçu 9 gr. 60 en 11 injections.

## *Observation XXXVIII.*

### PARAPLÉGIE SPASMODIQUE

Bl. — Péruvien, 42 ans.

Est atteint de paraplégie spasmodique depuis 4 ans. Syphilis contractée il y a dix ans (?).

Début brusque des accidents il y a 4 ans : paraplégie subite, complète. Régression progressive, grâce à des traitements mercuriels intensifs et divers, surtout biiodure dont on lui a injecté 8 à 10 cgr. sous-cutanés par piqûre (?). Nombreuses piqûres d'Énésol, de 606, etc.

Il arrive en somme très amélioré, mais l'état est stationnaire depuis plusieurs mois.

La paraplégie, peu intense, permet la marche avec une canne. Elle prédomine beaucoup à droite. Les réflexes sont exagérés, surtout à droite. La trépidation épileptoïde est nette à droite, faible à gauche.

En outre, il y a affaiblissement manifeste de certains groupes musculaires, léger dans le groupe antéro-externe, très accentué dans le groupe des muscles postérieurs de la cuisse.

La contracture est peu marquée mais s'exagère le soir en crampes douloureuses avec hyperflexion et rigidité des orteils.

Aucun trouble appréciable des sensibilités.

Les réflexes abdominaux inférieurs sont abolis, les moyens sont conservés.

Quelques troubles vésicaux, difficulté pour uriner.

La faiblesse vésicale est nette. Les mictions sont impérieuses, avec impossibilité de se retenir, surtout pendant la marche.

Ballonnement intestinal et constipation opiniâtre. On ne note rien aux yeux ni aux bras.

*Traitement.* — 10 injections intraveineuses d'Énésol améliorent légèrement la marche. Il n'y a aucune réaction à chaque piqûre.

Une injection épidurale de sérum, accompagnée d'Énésol intraveineux, donne une légère réaction : fourmillements la nuit dans le pied et pendant trois jours, affaiblissement considérable des muscles postérieurs de la cuisse. Il se produit ensuite une amélioration sensible.

10 nouvelles injections d'Énésol (5 cc. avec chaque fois 4 cc. de nucléinate de soude et 2 cc. de lipiodol).

L'amélioration est beaucoup plus sensible. La marche est plus facile. Le malade monte l'escalier sans canne.

Il peut s'accroupir et se relever.

Les crampes et le recroquevillement des orteils ont disparu.

Les mouvements du pied sont beaucoup plus faciles.

Les mictions sont régulières, et ne sont plus impérieuses.

Il est à noter que lorsque le météorisme reparaît, l'état général est moins bon et les mictions redeviennent impérieuses.

Une séance de radiographie provoque une petite rechute.

Les jambes sont plus faibles et les crampes reviennent pendant une dizaine de jours, puis disparaissent ; le traitement continué par des injections intraveineuses d'Énésol (10 injections de 10 cc.) donne une amélioration assez marquée.

# DEUXIÈME PARTIE

---

## CHAPITRE PREMIER

### RÉSULTATS THÉRAPEUTIQUES OBTENUS SUR LES MALADES DE LA CLINIQUE

Nous avons l'intention dans ce travail de nous limiter à l'étude des seuls malades traités et observés à la clinique Charcot.

La lecture des observations qui précèdent nous permet d'établir d'une façon indiscutable :

1° Que la plupart de nos malades ont été améliorés par le traitement ;

2° Qu'ils ont tous admirablement supporté le traitement intensif mercuriel ou arsenical qu'ils ont subi ;

3° Qu'aucun d'eux n'a été radicalement guéri. Nous entendons par guérison, non pas la disparition de tous les troubles, ce qui est une chose impossible, mais simplement l'arrêt définitif de l'évolution du tabès ou de la paralysie générale.

## I

### RÉSULTATS GÉNÉRAUX DU TRAITEMENT

Nous disposons ici de 38 observations ayant trait à des malades qui ont été suivis au moins pendant plusieurs mois, la plupart pendant plusieurs années.

Nous avons éliminé en effet tous les malades qui n'ont pas subi un traitement assez prolongé pour que l'on pût juger de ses résultats éloignés. Ces trente-huit observations se répartissent de la façon suivante :

vingt-neuf cas de tabès, cinq de P. G., une atrophie optique simple, une méningite syphilitique aiguë, deux myélites syphilitiques.

Sur vingt-huit tabès traités, nous comptons quinze cas où l'amélioration a été considérable, dix cas où elle a été légère, quatre cas où le traitement s'est montré sans effet.

Sur cinq observations de P. G., nous en comptons deux avec amélioration très marquée, un avec amélioration très légère, deux sans résultat.

*Tabétiques améliorés.*

*Observation I.* — Tabès rapide chez un jeune homme de 24 ans, suppression complète des douleurs, arrêt de l'évolution, régression de l'ataxie, réapparition de certains réflexes presque abolis auparavant.

*Observation II.* — Crises gastriques datant de dix ans, survenant tous les quinze jours, violentes douleurs fulgurantes : suppression des douleurs, crises gastriques devenues très légères, très courtes et s'espaçant jusqu'à trois et quatre mois. Engraissement de 16 livres.

*Observation XII.* — Maux perforants, douleurs fulgurantes, ataxie marquée. Guérison des maux perforants, disparition des douleurs, diminution de l'ataxie.

*Observation XIII.* — Guérison d'une diplopie par paralysie du moteur oculaire commun datant de trois mois.

*Observation XIV.* — Violentes crises gastriques mensuelles datant de trois ans, diminuées d'intensité, de durée et espacées jusqu'à trois et quatre mois.

*Observation XVI.* — Crises gastriques mensuelles durant deux ou trois jours, à peu près complètement supprimées depuis plus d'un an.

*Observation XVIII.* — Douleurs fulgurantes et ataxie des membres inférieurs, légère incoordination des membres supérieurs. Suppression des crises douloureuses. Amélioration de la marche. Diminution de l'incoordination des membres supérieurs suffisante pour que la malade ait repris son travail.

*Observation XIX.* — Tabès léger avec violente radiculo-sciatique droite. Suppression presque complète des douleurs.

*Observation XX.* — Crises gastriques quotidiennes avec dénutrition extrême, diminuées d'intensité au point que le malade a pu reprendre son travail et a engraissé de douze livres.

*Observation XXI.* — Tabès avec violentes douleurs et incoordination légère des membres inférieurs. Suppression complète des douleurs, amélioration énorme de la marche.

*Observation XXII*. — Tabès préataxique avec violentes douleurs, à peu près supprimées par le traitement.

*Observation XXIII*. — Tabès ataxique avec peu de douleurs ; amélioration très marquée de la marche. Le malade a pu reprendre son travail.

*Observation XXV*. — Tabès préataxique avec violentes douleurs et réflexes presque disparus. Le traitement a fait disparaître les douleurs et réapparaître les réflexes.

*Observation XXVII*. — Tabès avec violentes douleurs, supprimées par le traitement et ataxie légère améliorée.

*Observation XXVIII*. — Crises de douleurs fulgurantes tous les quatre jours, crises gastriques tous les trois mois. Disparition presque complète des douleurs. Pas de crises gastriques depuis six mois.

Les améliorations légères ont toutes trait à des tabès très avancé dont les douleurs et l'ataxie ont été un peu diminuées (Observations IV, VII, VIII, IX, X, XV, XVII, XXIV, XXVI, XXIX).

Parmi les insuccès du traitement, nous comptons trois cas de tabès très avancé avec douleur et grosse ataxie, un cas de violentes crises gastriques mensuelles datant de huit ans.

## II

LE TRAITEMENT INTENSIF PAR INJECTIONS INTRA-VEINEUSES
OU INTRA-MUSCULAIRES MASSIVES, EST ADMIRABLEMENT SUPPORTÉ.

On peut remarquer les doses considérables de médicament supportées par les malades. Cette remarque s'applique également aux trois médicaments qui ont été plus particulièrement l'objet de ces recherches. Il est inutile d'insister sur la tolérance remarquable des malades pour le *Néo-Salvarsan*, à condition que le sujet reçoive des doses progressives, c'est un fait actuellement bien démontré. On a toujours commencé par 30 ou 45 centigr. pour arriver après deux ou trois injections à la dose uniforme de 90 centigr. Telle de nos malades a reçu 13 injections de Néo-Salvarsan, en tout 10 gr. 35, tel autre a reçu 7 gr. 20 en 9 injections, etc. Nous n'avons jamais observé le moindre accident.

L'*Hectine* a également pu être administré chez nos malades en injections intra-musculaires de 10 et 20 centigrammes à raison de trois par semaine, et cela parfois sans interruption pendant plusieurs mois. Nous n'avons relevé de ce fait aucun accident. Tel malade, par exemple (observation XX), a reçu 90 piqûres de 10 à 20 centigrammes, soit en tout 11 grammes d'Hectine.

On avait essayé d'administrer l'Hectine en injections intra-veineuses. Ces injections paraissent absolument inoffensives. Il en a été injecté une fois jusqu'à 40 centigrammes. Cependant on a dû renoncer à cette technique pour la raison suivante : L'injection intraveineuse d'Hectine provoque immédiatement chez le malade une sensation de fourmillements et picotements généralisés, particulièrement violents à l'anus et dans les régions pelviennes, avec une sensation de constriction thoracique et d'angoisse ; ces incidents ne durent jamais plus d'une ou deux minutes, mais ils sont extrêmement pénibles pour les malades.

Comme les injections intraveineuses ne paraissent pas dans ce cas plus actives que les injections intramusculaires, il n'y a, semble-t-il, aucune raison de les pratiquer.

On a employé l'*Énésol* en injections intramusculaires et en injections intraveineuses. Les injections musculaires de 6 centigrammes en moyenne (2 cmc.), très bien supportées, ne nous ont pas paru plus efficaces chez nos malades que le traitement mercuriel classique. Aussi, on a particulièrement employé les injections intraveineuses qui, admirablement supportées, même à doses relativement énormes, ont paru avoir une efficacité à peu près comparable à celle du Néo-Salvarsan. Nous avons injecté en général 5 cmc. (15 centigr.) deux ou trois fois par semaine sans jamais provoquer le moindre symptôme d'intoxication mercurielle. Très souvent, nous avons porté cette dose à 7,8 et 10 cmc. (30 centigr.). Enfin, chez certains malades qui paraissaient particulièrement tolérants, nous avons pu sans inconvénient ni incident, injecter à plusieurs reprises jusqu'à 15 cmc. (45 centigr.). Cette dose énorme qui représente 17 centigr. 30 de mercure métallique et 6 centigr. 5 d'arsenic n'a provoqué chez un de nos malades qu'une légère saveur métallique ; chez deux autres, elle n'a même pas donné lieu à ce phénomène. L'élimination rapide du salicylarsinate de mercure rend possible l'emploi de doses répétées. Un de nos malades a reçu par exemple en tout 261 cmc. d'Énésol, soit 7 gr. 83.

Il faut ajouter que la plupart des malades ont subi un traitement combiné ; on a essayé successivement l'effet de ces différents agents thérapeutiques et rien n'est plus remarquable que la tolérance parfaite, dont ils ont fait preuve. Un malade a reçu par exemple successivement 783 centigr. d'Énésol, 62 centigr. d'Hectine, 5 gr. 85 de Néo-Salvarsan avec une amélioration étonnante de son état général. Une autre a reçu de même en tout 10 gr. 35 de Néo-Salvarsan et 438 centigr. d'Énésol.

Quel que soit le médicament employé, nous n'avons jamais observé le moindre accident. Nous montrerons plus loin comment chacune de ces piqûres détermine le plus souvent des réactions fébriles et douloureuses qui sont uniquement imputables à la maladie elle-même et qui paraissent être la condition essentielle de l'effet thérapeutique.

Nous insisterons aussi sur les précautions à prendre et sur la progression à suivre pour éviter des symptômes trop pénibles.

Lorsque nous parlons de la tolérance des malades pour ces médicaments, il faut bien spécifier qu'elle varie suivant les malades pour chacun de ces agents thérapeutiques. Cette diversité dans les réactions individuelles ressort nettement de nos observations. Une malade (observation IX) atteinte de néphrite chronique légère ne supportait ni l'Énésol, ni le Néo-Salvarsan et a été améliorée par l'Hectine. Le malade de l'observation XXXVII n'a été amélioré que par le Néo-Salvarsan. Chez plusieurs autres au contraire, l'Énésol seul s'est montré actif et bien toléré (observations VIII, XXVI). Il est par conséquent indispensable de rechercher cette susceptibilité individuelle et de comparer chez le même malade l'effet des différentes médications.

Il semble du reste qu'il y ait toujours avantage à varier les différentes médications, et en particulier à toujours compléter le traitement arsenical par une cure mercurielle, que réalisent pour le mieux les injections intraveineuses d'Énésol.


### III


De la lecture de toutes nos observations, un fait ressort surtout : la plupart des malades ont été très améliorés, beaucoup même, qui avaient cessé tout travail, ont pu reprendre leurs occupations ; mais aucun n'a été complètement et définitivement guéri. Lorsqu'on interrompt le traitement, qu'il s'agisse de Néo-Salvarsan, d'Hectine ou d'Énésol, et quelle que soit l'amélioration obtenue, après une période plus ou moins longue pendant laquelle l'amélioration persiste, les malades voient peu à peu les symptômes de leur affection réapparaître.

Le malade de l'observation I a quitté Paris en mai 1913 pour n'y revenir qu'en octobre. Les deux premiers mois ont été excellents ; puis les douleurs fulgurantes sont revenues, pas très fortes le troisième mois, mais acquérant rapidement une grande intensité.

La malade de l'observation II voit ses crises gastriques diminuer de violence et de fréquence, mais elle reste deux mois sans traitement et les crises reprennent toute leur intensité.

Le malade de l'observation XII dont les douleurs avaient disparu et dont les maux perforants étaient cicatrisés, est obligé de garder la chambre pendant deux mois à la suite de brûlures accidentelles. Les douleurs réapparaissent et l'ataxie augmente.

Dans l'observation XX on voit un malade dont les crises gastriques journalières ont presque disparu par un traitement ininterrompu d'Hectine ; on suspend son traitement pendant six semaines, mais dès la quatrième semaine, les crises reparaissent aussi fréquemment et aussi intenses qu'auparavant.

La malade de l'observation XXII ne souffrait plus depuis plusieurs mois. L'interruption d'un mois dans le traitement suffit pour que les douleurs réapparaissent en s'accentuant rapidement.

Chez la malade de l'observation XXIX, aveugle, on a observé que non seulement le tabès avait rétrocédé sous l'influence du traitement (suppression des douleurs et de l'ataxie), mais encore que du côté des yeux il se produisait une tendance manifeste à l'amélioration de la vision. La malade avait de temps en temps et à des intervalles de plus en plus rapprochés des éclairs pendant lesquels elle reconnaissait vaguement quelques objets. Le traitement a été suspendu pendant un mois. Pendant ce temps l'atrophie optique s'est installée définitivement et la malade devenue complètement aveugle a vu son tabès s'améliorer de nouveau mais sa vision n'a plus fait aucun progrès.

Les paralytiques généraux se comportent de même.

La malade de l'observation XXXI, sous l'influence du traitement a été améliorée d'une façon considérable. Elle avait repris ses occupations. Deux interruptions ont été marquées chacune par le retour de l'affaiblissement intellectuel et l'apparition de petits ictus. Ces phénomènes se sont atténués et ont disparu à chaque reprise du traitement.

La malade de l'observation XXXIII atteinte de paralysie générale, très améliorée, ne peut supporter quinze jours d'interruption de traiment par l'Énésol ou le Néo-Salvarsan, sans voir reparaître de nouveau les troubles de la mémoire, la dépression psychique et les crises d'engourdissement que le traitement avait fait disparaître. Une autre malade en voie d'atrophie optique par méningite syphilitique dont la céphalée avait disparu et dont la vision s'améliorait, voit les maux de tête reparaître et prendre une violence considérable au bout d'une interruption de deux mois.

Il est inutile de multiplier les citations. On pourra rencontrer dans nos observations beaucoup d'autres exemples semblables qui montrent la réapparition des accidents après un temps plus ou moins considérable de suspension de traitement.

Il est juste de dire cependant que les périodes pendant lesquelles un même malade peut rester sans traitement paraissent devenir de plus en plus longues. Le malade de l'observation I, peut rester facilement un mois sans recevoir d'injection, tandis qu'au début les douleurs réapparaissent cinq à six jours après l'interruption du traitement.

Très rares sont les cas où le traitement peut être interrompu sans dommage. Une seule de nos malades (observation XXV) a pu conserver pendant plus d'un an sans traitement l'amélioration obtenue. Un autre est resté cinq mois avant de voir réapparaître ses douleurs (observation XV). Ces faits montrent bien, comme nous le disions, que l'amélioration est toujours très loin d'être une guérison, qu'elle est conditionnée par la persistance du traitement pendant très longtemps. On comprend de ce fait l'importance qu'il y a à posséder des agents thérapeutiques, aussi bien supportés par l'organisme, que l'Hectine, l'Énésol et le Néo-Salvarsan.

Nous insistons sur ce point, qui nous paraît très important, que lorsque l'on entreprend le traitement d'un tabétique, il faut être disposé à poursuivre ce traitement pendant des années, presque sans interruption. En effet, les recrudescences qui se produisent ne sont pas toujours la simple reproduction de l'état antérieur. Elles nous ont paru très souvent être plus graves et évoluer d'une façon plus rapide que les accidents initiaux. Nous ne pouvons pas, heureusement, en citer de preuve démonstrative, car la reprise du traitement fait très rapidement disparaître les accidents. C'est seulement par la rapidité de leur retour et par l'intensité qu'ils acquièrent souvent en quelques jours, que l'on est amené à croire que, livrés à eux-mêmes, ils auraient une marche plus aiguë.

C'est du reste ce qui s'est produit dans l'observation V, une malade atteinte de tabès ataxique avec douleurs violentes avait vu diminuer son ataxie et presque disparaître ses douleurs sous l'influence du traitement. Obligée de passer cinq mois à la campagne, elle se porte parfaitement bien pendant deux mois. Le troisième mois, les douleurs reparaissent, le quatrième, elles prennent une intensité considérable en même temps que l'ataxie. Le cinquième, elle revient à l'hôpital, très amaigrie, souffrant énormément, marchant très mal et présentant depuis quelques jours des crises entéralgiques et des ébauches de crises gastriques qu'elle n'avait jamais éprouvées auparavant. C'est dans cet état qu'une injection faible d'Énésol (4 cmc., alors que l'on avait fait avant les vacances plusieurs injections de 10 cmc.), détermine une crise gastrique violente avec série de syncopes. Cette femme était par conséquent dans un véritable état aigu consécutif à une interruption trop prolongée de traitement. Il semble que l'on puisse établir un rapprochement entre ces rechutes à allures graves et rapides et les neurorécidives depuis longtemps signalées déjà dans le traitement de la syphilis nerveuse.

Nous aurons lieu, du reste, de revenir sur ces faits qui touchent à la question très importante du rôle de l'immunité dans le tabès.

# CHAPITRE II

ÉTUDE DES RÉACTIONS PROVOQUÉES PAR LE TRAITEMENT INTENSIF.

INDICATIONS GÉNÉRALES DU TRAITEMENT.

Dans un premier chapitre, nous avons étudié les résultats généraux du traitement. Nous avons insisté sur les améliorations que l'on obtient presque toujours par un traitement intensif ; sur la tolérance parfaite des injections massives, mercurielles ou arsenicales, d'Énésol, de Néo-Salvarsan ou d'Hectine ; et enfin sur les résultats et récidives à peu près constantes qui apparaissent chez les malades pendant les interruptions prolongées du traitement.

Telles sont, en effet, les conclusions générales qui se dégagent de l'ensemble de nos observations.

Il importe maintenant d'analyser plus minutieusement les faits, d'étudier les effets particuliers de chaque médicament et de chaque mode d'injection. Cette étude nous permettra à la fois de préciser les indications thérapeutiques, de formuler de véritables règles techniques en même temps qu'elle nous conduira peut-être à une interprétation plus complète des actions thérapeutiques.

## I

ACTIONS DIFFÉRENTES DES DIVERSES MÉDICATIONS

Pour les agents spécifiques employés dans le traitement du tabès, il faut faire à première vue deux catégories :

1° Les médications qui calment d'emblée les douleurs.

2° Les médications qui au contraire provoquent d'abord une recrudescence des douleurs pour les atténuer ensuite.

1° *Médicaments qui calment habituellement les douleurs.* — Bien que nous ayons insisté sur l'inefficacité habituelle des sels mercuriels classiques, il faut cependant reconnaître que dans certains cas, le biiodure, le benzoate, l'huile grise et le cyanure provoquent une atténuation sensible des douleurs fulgurantes.

Mais les médications essentiellement calmantes sont avant tout : l'Énésol en injections intra-musculaires, l'Hectine en injections intra-musculaires à petites doses (5 à 10 centigr. selon les cas), le Néo-Salvarsan à doses très faibles (15 à 30 centigr.) ou les doses plus fortes administrées en lavements, et dont l'absorption est par conséquent plus lente.

2° *Les médications « violentes » qui provoquent une recrudescence des douleurs,* après laquelle d'ailleurs on observe une atténuation plus marquée et surtout plus durable, sont essentiellement les injections intra-veineuses d'Énésol (5 à 15 cc., soit 15 à 45 centigr.) de Salvarsan ou de Néo-Salvarsan (45 à 90 centigr.). Il faut y ajouter l'Hectine, qui sans jamais produire de réactions aussi vives, peut cependant, à doses moyennes et fortes (10 à 30 centigr.), se comporter, suivant les cas, comme un médicament doux ou violent.

Ceci est vrai du reste également pour les premiers médicaments. Il n'y a pas de différence absolue entre les deux groupes, car une même dose peut, suivant les malades et surtout suivant leur accoutumance, déterminer l'un ou l'autre effet. Par exemple, une dose d'Énésol intra-veineux qui lors des premières injections provoquait une vive recrudescence des douleurs peut au bout de quelque temps devenir simplement sédative ; et réciproquement une dose de Néo-Salvarsan ou d'Énésol intra-veineux qui était très bien supportée par accoutumance progressive, peut provoquer des réactions violentes après une période de repos, surtout s'il y a eu récidive des accidents tabétiques.

On comprend que nous avons fait cette division schématique uniquement pour faciliter la compréhension des faits. Elle correspond cependant à une action très différente des deux groupes de médications. Dans le premier groupe, si l'on obtient, à la vérité, une sédation rapide des douleurs, cet effet est extrêmement temporaire et ne persiste aucunement après la cessation de traitement.

De plus, on n'obtient ordinairement pas d'autre effet que cette atténuation des douleurs. Il n'y a presque jamais ni diminution de l'ataxie, ni régression de paralysies oculaires ; les paralytiques généraux ne s'en trouvent aucunement améliorés.

Le malade de l'observation I, par exemple, subit d'abord 12 piqûres intra-musculaires d'Énésol de 2 cmc. Les douleurs disparaissent, mais reparaissent 5 ou 6 jours après la fin de la série. 10 piqûres d'Hectine (10 centigr.) provoquent le même résultat et les douleurs reparaissent immédiatement. On fait une nouvelle série d'Hectine (10 centigr.) ; dès la 2ᵉ piqûre, les douleurs diminuent. Elles disparaissent à la 3ᵉ, mais reparaissent 5 ou 6 jours après la fin de la série.

Au contraire, les injections massives que nous avons groupées dans la seconde catégorie, provoquent une réaction fébrile et douloureuse, parfois même très violente, mais cette réaction est suivie d'une disparition des douleurs qui persiste beaucoup plus longtemps. Seules aussi, ces injections massives nous paraissent susceptibles de provoquer des améliorations fonctionnelles marquées comme aussi d'obtenir un résultat chez les paralytiques généraux.

Ce sont donc ces seules injections massives qui nous paraissent efficaces. Leur action semble être proportionnelle à l'intensité de la réaction fébrile et douloureuse qui les accompagne ; c'est elle que nous allons étudier spécialement.


## II

RÉACTIONS PROVOQUÉES PAR LES INJECTIONS MASSIVES

Nous rappelons que la quantité de médicament désignée sous le nom d'injections massives est une dose relative qui varie essentiellement avec l'état actuel, la tolérance particulière et l'accoutumance du malade.

Ces injections massives ont pour caractère de déterminer une réaction qui exagère les troubles accusés par le malade. C'est le plus souvent chez les tabétiques, une exagération plus ou moins marquée de leurs douleurs.

Avec l'Énésol, comme avec le Néo-Salvarsan en injections intra-veineuses, cette réaction commence 3 ou 5 heures après l'injection. Elle persiste un temps variable, habituellement 2, 3 ou 4 heures. Parfois même, elle peut durer 1 ou 2 jours ; puis elle fait place, comme nous l'avons dit, à une sédation remarquable. Elle n'exagère pas seulement les douleurs mais aussi les autres troubles fonctionnels. Les ataxiques signalent très souvent une maladresse plus grande durant un ou deux jours.

Chez les malades atteints de crises gastriques, elle provoque un état nauséeux et souvent une ébauche de crise gastrique qui dure quelques heures.

Chez une malade atteinte d'atrophie optique, chaque piqûre était suivie de phénomènes d'irritation du côté du nerf optique se traduisant par l'apparition de phosphènes.

Chez les paralytiques généraux et dans les méningites syphilitiques, cette réaction consiste en céphalée et parfois en phénomènes d'excitation. Enfin, il s'y associe assez souvent mais pas toujours cependant, une réaction fébrile plus ou moins intense ne durant habituellement que quelques heures, mais parfois persistant pendant 2 ou 3 jours. Par exemple nous trouvons dans l'observation I après injection à 3 heures de l'après-midi, de 6 cmc. d'Énésol, une température qui atteint 38°2 à 7 heures du soir, 38°5 à 10 heures, 37°3 le lendemain matin, 38°5 le soir, 37°3 le surlendemain, 37°5 le soir, 36°9 le 4e jour et 37° le soir.

La réaction fébrile et la réaction douloureuse ne sont pas forcément liées. Elles peuvent exister l'une sans l'autre.

Pour l'Hectine, la réaction est un peu différente. Elle semble se produire plus tard, persister un peu plus longtemps, et être habituellement beaucoup moins intense ; ce fait est en rapport sans doute avec l'absorption plus lente de la dose massive en injections intra-musculaires.

La réaction provoquée par les injections massives diminue progressivement d'intensité et de durée à mesure que l'on répète les piqûres, Elle finit même, comme on peut s'en rendre compte dans nos observations, par disparaître tout à fait. Il faut pour la retrouver augmenter la dose.

Ce fait est très net avec l'Énésol et le Néo-Salvarsan, plus encore peut-être avec le premier. Quant à l'Hectine, où la réaction dure plus longtemps et où les injections sont plus rapprochées (3 par semaine) l'effet du médicament se superpose souvent d'une piqûre à l'autre ; on n'observe donc pas de réactions nettement séparées les unes des autres par un espace libre, mais plutôt une période de 8, 10, 15 jours où les douleurs sont exagérées, puis une seconde phase d'atténuation progressive. C'est ainsi que dans l'observation XXVII, par exemple, les 4 ou 5 premières piqûres ont augmenté les douleurs tandis que les injections suivantes les diminuent sensiblement. Il en est de même dans l'observation XVII, etc.

On voit en somme que toute médication active commence par essayer momentanément les douleurs et les troubles fonctionnels. Cette réaction apparaît donc comme la condition habituelle d'une action thérapeutique efficace.

Mais, elle peut aussi, par son intensité même, créer un véritable danger. Nous avons vu des injections trop fortes, pratiquées sans préparation progressive du malade, déterminer des réactions douloureuses terribles, déclancher des crises gastriques violentes chez les malades qui en étaient atteints. De même, nous avons vu une injection de 5 cmc. d'Enésol, pratiquée chez une paralytique générale non soignée antérieurement, provoquer une crise d'excitation délirante qui dura plusieurs jours, exactement semblable à celles qui ont été signalées, dans les mêmes conditions, après les injections de Salvarsan (obs. XXX).

C'est à la même réaction intense, provoquée par une injection trop forte, que sont dues les crises gastralgiques entéralgiques, les douleurs très violentes et la syncope de l'observation V. Nous rappelons que cette malade avait été améliorée par des injections de 10 cmc. d'Enésol, mais qu'après 5 mois de suspension, en pleine neuro-récidive aiguë, elle n'a pas supporté une dose de 4 cmc.

On comprend donc que cette réaction douloureuse doit être en quelque sorte *dosée*. Il faut autant que possible l'atteindre, mais ne pas la provoquer trop violente. Il y a donc toute une progression à suivre dans les doses injectées. On comprendra ainsi pourquoi on a pris l'habitude à la Consultation de la Salpêtrière, de préparer, pour ainsi dire, les malades par un traitement doux (bi-iodure, huile grise, Enésol intra-musculaire ou hectine à doses faibles).

De même, on comprend la nécessité de tâter la tolérance de chaque malade aux injections intra-veineuses en commençant par des doses modérées (2 à 3 cmc. d'Enésol) et en augmentant progressivement de façon à atteindre la réaction douloureuse utile, mais sans la dépasser. Ajoutons qu'il n'y a aucun auconvénient à la calmer par une piqûre de morphine.

Cette progression prudente s'impose tout particulièrement pour les malades qui n'ont pas été traités, et peut-être plus encore pour ceux qui, après une interruption de traitement, présentent une récidive de leurs troubles avec un véritable état subaigu.

Le plus souvent, comme nous l'avons dit, l'intensité des réactions diminue avec la répétition des piqûres; mais, dans quelques cas, au contraire, il peut arriver qu'elle augmente. Cela se produit surtout lorsque l'on pratique une injection alors que la réaction produite par la précédente n'est pas complètement éteinte. Il se produit alors comme un effet cumulatif du médicament.

Par exemple, dans l'observation XX, une première série d'Hectine à 10 centigr. a calmé les crises gastriques. On passe alors aux injections de 20 centigr. qui provoquent des réactions douloureuses et des ébauches de crises. Ces réactions duraient habituellement deux à trois jours chez ce malade ; et, comme on pratiquait alors 3 injections par semaine, on a vu la réaction de chaque piqûre dépasser, pour la même dose, l'effet de la piqûre précédente, et devenir vraiment intolérable.

De même avec l'Énésol, des injections de 10 cmc. répétées deux fois par semaine ont parfois produit une exagération croissante des symptômes douloureux, au point d'être difficilement tolérées. Il s'agit en somme de réactions subintrantes, la seconde se produisant quand la première n'est pas terminée et s'exagérant de ce fait. Il faut, dans ces cas, suspendre momentanément la médication et attendre la fin des crises douloureuses pour la reprendre. Du reste, il ne faut pas s'effrayer de ces réactions, car on voit très souvent apparaître, après ces injections cumulatives, des périodes assez longues de rémission considérable. Nous croyons cependant qu'il vaut mieux en pratique ne pas provoquer ces réactions subintrantes. Il peut se produire, en effet, par la répétition de crises un certain affaiblissement de la santé générale préjudiciable au succès du traitement. On peut donc conseiller d'attendre pour faire chaque injection la fin de la réaction douloureuse provoquée par la première. On a adopté, en général, les intervalles suivants : les injections de Néo-Salvarsan étaient faites une fois par semaine. On a pu répéter une fois, deux fois et même trois fois par semaine, suivant la tolérance du malade, les injections intra-veineuses d'Énésol.

L'emploi de l'Hectine est un peu différent car, utilisé en injections intra-musculaires, il se comporte comme un médicament plus doux et absorbé d'une façon moins massive. Les réactions qu'il provoque sont à la fois retardées, prolongées et atténuées. Par le fait même son efficacité paraît un peu moindre. On l'a surtout employé comme médication douce pour les malades dont l'état aigu était incompatible avec les injections intra-veineuses massives. C'est aussi par excellence, le médicament qui prépare le malade, qui atténue ses douleurs et qui permet ensuite de faire, sans réactions par trop violentes, les injections intra-veineuses massives d'Enésol ou de Néo-Salvarsan. Enfin, nous l'avons utilisé pour prolonger l'action thérapeutique des injections intra-véineuses ou encore comme médication intercalaire pendant les périodes de repos. Au contraire, les injections intra-veineuses de Néo-Salvarsan, et peut-être surtout d'Énésol, constituent la médication énergique, massive ; c'est la « *médication d'attaque* » par excellence.

De même que l'on doit, en cas d'état aigu ou de neuro-récidives, pratiquer les injections à doses très faibles qui constituent la médication douce, préparatoire ; de même si l'on pratique le traitement pendant les périodes de crises douloureuses, il faut recourir aux mêmes doses faibles.

Pendant les crises gastriques ou les périodes de douleurs fulgurantes, c'est par l'Enésol intra-musculaire (1 à 2 cmc.), au bi-iodure ou au benzoate de mercure, à l'Hectine à faibles doses (5 centigr.), que l'on verra s'atténuer les douleurs et que l'on provoquera la fin de la crise. Les injections à doses plus fortes ne feraient qu'exagérer et prolonger les accidents.

*<br>* *

On constate parmi nos malades une grande différence dans la tolérance individuelle pour chaque médicament. Le malade de l'observation (VI) supporte mal le Néo-Salvarsan et très bien l'Énésol. Le malade de l'observation (VIII) supporte admirablement l'Énésol et un peu moins bien, semble-t-il, le Néo-Salvarsan. Dans d'autres cas, au contraire, l'Énésol est moins bien supporté. Chez deux malades atteintes de néphrite chronique avec accidents cardiaques, il provoquait quelques troubles digestifs et de l'œdème des jambes, avec dépression et amaigrissement, tandis que l'arsenic (en particulier l'Hectine) était parfaitement supporté.

Le malade de l'observation XXVIII maigrit et perd l'appétit à la suite des injections d'Énésol tandis que l'Hectine fait immédiatement disparaître ces troubles.

Il y a donc intérêt à tâter les susceptibilités individuelles de chaque malade non pas tant au point de vue de l'effet des injections sur les accidents tabétiques, effet qui est sensiblement le même, qu'au point de vue de l'influence sur l'état général qui a, comme nous le verrons, une très grosse importance.

Il est curieux de constater, en particulier, l'effet assez variable de l'Enésol. Ce sel, salicylate double d'arsenic et de mercure, réalise à la fois une cure mercurielle (38 %) et arsenicale (14 %) ; mais quelques malades y réagissent comme à une cure mercurielle simple, c'est-à-dire plutôt déprimante ; ils perdent l'appétit et maigrissent un peu comme avec tous les autres sels de mercure ; chez la plupart au contraire l'Énésol provoque les réactions de la cure arsenicale, remarquablement excitante des fonctions de nutrition.

CONCLUSIONS PRATIQUES POUR LE TRAITEMENT DES TABÉTIQUES
ET PARALYTIQUES GÉNÉRAUX

L'analyse de nos observations qui nous a permis de mettre en évidence les points que nous venons successivement d'étudier, nous permet de poser d'une façon générale les règles suivantes : ce sont celles qui ont été posées par M. le D<sup>r</sup> TINEL pour le traitement des tabétiques à sa consultation de la Salpêtrière :

1° Le traitement doit commencer par une cure préparatoire : série de quelques piqûres de bi-iodure, de benzoate, d'huile grise ou d'Énésol intra-musculaire, s'il s'agit de malades non traités antérieurement ou présentant des accidents un peu aigus.

2° Si, au contraire, les malades ont déjà été traités, on passe rapidement à un traitement plus actif. Celui-ci consistera essentiellement en injections intra-veineuses d'Énésol ou de Néosalvarsan, à doses progressives (de trois à dix et même jusqu'à quinze cmc. d'Énésol, c'est-à-dire de 10 à 45 centigr. ; de 30 à 95 centigr. de Néo-Salvarsan.)

On fait habituellement deux et même trois injections d'Énésol par semaine. On n'en fait qu'une seule si la réaction douloureuse se montre tant soit peu persistante. Nous n'avons jamais fait plus d'une injection par semaine de Néo-Salvarsan.

Lorsque l'on craint des réactions douloureuses par trop vives, on fait précéder ce traitement d'une série progressive de piqûres d'Hectine, deux à trois par semaine de 10 à 20 centigr.

3° On se fonde, pour régler la dose à injecter, sur la réaction douloureuse obtenue.

La dose la meilleure nous paraît celle qui détermine, trois ou quatre heures après la piqûre, une réaction fébrile légère et avec réaction douloureuse modérée ne durant pas plus de trois à quatre heures. On élèvera progressivement les doses à mesure que cette réaction s'atténuera de manière à la provoquer de nouveau. Il faut savoir que ces réactions ne sont pas absolument régulières. Elles peuvent être chez un même malade accélérées ou retardées, atténuées ou exagérées pour des raisons complexes. C'est ainsi que, par exemple chez les femmes, les réactions sont plus violentes dans la période qui précède les règles et diminuent après l'apparition de celles-ci.

Chez les paralytiques généraux, la réaction normale ne consiste pas en douleurs, mais en fièvre avec céphalée.

4° Il est important de varier un peu les médications, d'abord pour étudier la tolérance particulière des malades, ensuite pour éviter l'accoutumance. C'est ainsi surtout que nous croyons important d'alterner avec la médication arsenicale, qui est à l'heure actuelle classique, la médication mercurielle que réalisent au mieux les injections intraveineuses d'Énésol.

5° En cas de réactions subintrantes, on suspendra le traitement jusqu'à la disparition des accidents, ou bien on diminuera et espacera les doses.

D'une façon générale, il est préférable d'attendre la fin de la réaction provoquée pour pratiquer l'injection suivante.

6° En dehors des variations de la tolérance individuelle pour le mercure ou l'arsenic, il semble préférable d'éviter le mercure dans les cas de lésion rénales.

7° Si les injections intraveineuses d'Énésol ou de Néo-Salvarsan représentent par excellence la médication d'attaque énergique et massive, celle qui doit obtenir le maximum de résultats, l'Hectine au contraire est le type de la médication douce à efficacité moindre mais à réactions moins vives. Elle convient plus particulièrement aux malades déprimés; elle s'impose chez ceux où l'on peut craindre des réactions trop vives; elle prépare admirablement l'action énergique des injections intraveineuses; elle peut servir à en prolonger l'action ou à les suppléer pendant les périodes de repos. Elle peut être prolongée pendant des mois; nous n'en avons jamais observé le moindre inconvénient; mais il est classique de surveiller cependant la vision des malades, et d'interrompre le traitement dès l'apparition du plus léger « brouillard », car quelques cas de névrite arsenicale ont été signalés.

8° Le traitement, une fois commencé, ne doit pas être interrompu: les interruptions trop prolongées exposent à des rechutes, véritables neuro-récidives, dont l'évolution est quelquefois même plus rapide que la maladie initiale. Il est pourtant nécessaire de mettre de temps en temps les malades au repos. On peut, par exemple, donner un mois de repos après chaque période de deux mois de traitement. Il est prudent, tout au moins au début du traitement, de ne pas interrompre les injections plus d'un à deux mois au maximum. Encore faudra-t-il pendant ces périodes de repos surveiller les malades et reprendre le traitement dès la réapparition des symptômes.

Nous tenons à insister sur cette obligation *absolue* de prolonger pendant des années le traitement une fois commencé. Traiter un malade et l'abandonner ensuite lui est peut-être plus préjudiciable que de ne pas le traiter du tout. Il est à craindre en effet que le traitement, commencé, puis interrompu, n'ait fait que précipiter l'évolution de la maladie. Un traitement aussi prolongé est évidemment pénible. C'est pourquoi on peut conseiller de traiter uniquement les tabès graves, les tabès qui souffrent, et les tabès qui évoluent. Quant aux autres cas de tabès légers, bénins, qui ne souffrent pas et n'évoluent pas, il est préférable de les laisser tranquilles, de soutenir uniquement l'état général, et de faire tout au plus, de temps en temps, une petite cure légère d'iodure de potassium et de biiodure de mercure.

9° En cas de rechute et récidive, le traitement sera repris avec la même progression prudente et peut-être même encore plus prudemment qu'au début du traitement.

# CHAPITRE III

## ESSAI D'INTERPRÉTATION DES FAITS CLINIQUES

Si nous résumons les principaux faits mis en valeur pour nos observations, nous pouvons énumérer de la façon suivante les problèmes qui nous sont posés.

Il s'agit de savoir :

1° *Pourquoi le traitement mercuriel classique et en général les médications à doses faibles, sont peu actives ou même à peu près inactives. Le seul résultat que nous ayons obtenu, c'est parfois l'atténuation légère des douleurs.*

2° *Pourquoi les doses fortes, au contraire, ont une action efficace : elles calment les douleurs, améliorent les troubles fonctionnels, mais cette action est précédée dans tous les cas par une exagération momentanée des symptômes observés, douleurs et ataxie chez les tabétiques, céphalée chez les paralytiques généraux.*

3° *Pourquoi ces doses fortes doivent être progressivement élevées pour atteindre chez un même malade le même résultat.*

4° *Pourquoi les injections pratiquées avant la fin de la réaction douloureuse provoquée par la piqûre précédente produisent une réaction beaucoup plus forte. C'est ce que nous avons appelé les « réactions subintrantes ».*

C'est en étudiant la perméabilité des méninges au mercure et à l'arsenic et les conditions de cette perméabilité que nous trouverons peut-être la solution de ces différents problèmes.

D'autre part, un dernier problème se présente à nous, c'est de savoir *pourquoi les améliorations obtenues ne sont habituellement que temporaires, et pourquoi toute interruption trop prolongée du traitement amène presque toujours une récidive des accidents, plus intense parfois que les accidents initiaux.*

C'est en étudiant les réactions humorales des malades que nous pourrons entrevoir la solution de ce problème. Ce chapitre comportera donc deux parties : l'étude de la perméabilité méningée et l'étude des réactions humorales.

## I

### ÉTUDE DE LA PERMÉABILITÉ MÉNINGÉE AU MERCURE ET A L'ARSENIC

Il est à l'heure actuelle démontré que les méninges normales sont à peu près imperméables au mercure et à l'arsenic. Les cas rapportés par SICARD et ses élèves, par LAUNOIS et LEROUX, dans plusieurs cas de traitement spécifique chez des malades qui ne présentaient aucun accident nerveux, permettent de conclure à une imperméabilité presque absolue. Cependant VIRON, chez un malade de SICARD, atteint d'hydrargyrie chronique, aurait pu déceler des traces infinitésimales de mercure. Il en est de même pour l'arsenic; le liquide céphalo-rachidien des malades soumis au traitement arsenical pour une syphilis générale sans accidents nerveux, ne contient aucune trace appréciable d'arsenic.

Mais il n'en est pas absolument de même pour les méninges à l'état pathologique. Il semble que, dans ces cas, la perméabilité au mercure et à l'arsenic existe, et d'autant plus considérable que l'état inflammatoire méningé est plus aigu.

Une expérience démonstrative de TINEL vient confirmer cette notion, montrant bien que la perméabilité des méninges à l'arsenic est proportionnelle à leur état inflammatoire (TINEL et LEROIDE, *Société de Biologie*, 17 mai 1713).

Injectant à une série de lapins dix centigrammes de Néo-Salvarsan intraveineux par kilogr. d'animal, ces auteurs n'ont trouvé, six heures après, dans le liquide céphalo-rachidien, aucune trace d'arsenic.

Mais si chez d'autres lapins, on provoque une méningite aiguë par l'injection, dans le quatrième ventricule, de quelques gouttes de nucléinate de soude, on peut alors, après injection de la même dose de Néo-Salvarsan, trouver dans le liquide céphalo-rachidien une quantité considérable d'arsenic.

Il en est de même en pathologie humaine. Si le liquide céphalo-rachidien ne contient pas d'arsenic, chez les syphilitiques sans accidents méningés, on en trouve, au contraire, dans les cas de méningite syphilitique aiguë ou subaiguë, des quantités relativement considérables, On en rencontre encore des traces appréciables chez les paralytiques généraux qui présentent une assez grosse réaction leucocytaire. Chez les tabétiques, enfin, où les méninges, en état d'inflammation chronique et de sclérose, se rapprochent, pour la perméabilité, des méninges normales, on ne constate ordinairement pas la moindre trace d'arsenic. Les chiffres publiés par TINEL et LEROIDE sont très significatifs à cet égard.

|  | Chiffres en millièmes de milligrammes |
|---|---|
| Dans 5 cc. de liquide C. R. contenant 5 lymphocytes par millimètre cube (tabès)............................................................ | 0, 0 |
| Dans 5 cc. de liquide C. R. contenant 8 lymphocytes (tabès)...... | 0, 0 |
| Dans 5 cc. de liquide C. R. contenant 16 lymphocytes (tabès)...... | traces indosables |
| Dans 5 cc. de liquide C. R. contenant 35 lymphocytes (P. G.).... | 3 |
| Dans 5 cc. de liquide C. R. contenant 40 lymphocytes (P. G.)..... | 5 |
| Dans 5 cc. de liquide C. R. contenant 65 lymphocytes (Méningite syphylitique subaiguë)............................................... | 10 |

Il en est de même pour le mercure. La perméabilité méningée semble être, ici encore, proportionnelle à l'intensité des réactions inflammatoires de la méninge. Par exemple, sur trois enfants de la même famille présentant de signes de syphilis héréditaires et soumis à un traitement mercuriel intensif, on a observé les résultats suivants :

Six heures après une injection intraveineuse d'Énésol une ponction lombaire a montré :

Chez un garçon de 9 ans, présentant des signe de rachitisme avec migraines fréquentes, pas de lymphocytose rachidienne (deux lymphocytes par millimètre cube), aucune trace décelable de mercure.

Fille de 7 ans présentant des signes de rachitisme avec céphalée fréquente : lymphocytose nulle (3 lymphocytes), aucune trace décelable de mercure.

Fille de 13 ans présentant de la céphalée, avec affaiblissement intellectuel. Lymphocytes 110, quantités relativement considérables de mercure (quantité évaluée à 5 millièmes de milligrammes approximativement [1]).

Une malade de M. le Dr TINEL (tabétique) a reçu à deux reprises différentes, la même quantité d'Énésol 5 cc. Le premier liquide contenait sept lymphocytes par millimètre cube, le second liquide vingt-trois lymphocytes. La recherche du mercure pratiquée par M. le Dr

---

[1]. Ces recherches exécutées par le procédé de MERGET (papier au nitrate d'argent ammoniacal) n'ont pas permis une mensuration précise de la quantité de mercure qui n'a pu être établie que par des étalons obtenus par un procédé semblable. (Nous remercions M. le Dr TINEL de nous avoir permis d'utiliser cette observation inédite.)

DUHAMEL, a donné à la fois par la réaction de MERGET et par la réaction à l'hydrosulfite de zinc : absence de mercure dans le premier cas, traces très nettes dans le second.

Toutes les recherches démontrent bien les propositions que nous avions énoncées : *les méninges normales sont imperméables au mercure et à l'arsenic, les méninges pathologiques deviennent perméables proportionnellement à leur réaction inflammatoire telle qu'elle peut être mesurée par le chiffre de la leucocytose rachidienne.*

On comprend ainsi que les méningites aiguës syphilitiques guérissent facilement par n'importe quelle médication mercurielle ou arsenicale. Au contraire, dans les méningites chroniques, tel que le tabès surtout, qui se rapprochent de l'état normal par la réaction inflammatoire très modérée, l'imperméabilité méningée est presque complète. On comprendra ainsi que seules les doses massives arsenicales ou mercurielles saturant l'organisme puissent forcer un peu la barrière méningée et pénétrer jusque dans les espaces rachidiens.

*<br>* *

Il s'ensuit qu'en exagérant momentanément l'état inflammatoire des méninges, on peut faciliter le passage du mercure. C'est dans cette intention que SICARD a préconisé l'injection par ponction lombaire de quelques gouttes d'eau distillée ou de doses infinitésimales de cyanure de mercure. C'est ainsi également que TINEL a provoqué une réaction inflammatoire par injection intra-rachidienne de quelques centimètres cubes du sérum du malade. La réaction inflammatoire ainsi provoquée diminue momentanément l'imperméabilité méningée. On peut plus facilement encore, ainsi que l'a montré TINEL, provoquer cette réaction inflammatoire favorisante par l'injection sous-cutanée, ou mieux intramusculaire, de 6 à 10 centigr. de nucléinate de soude. On constate, en effet, en même temps que la leucocytose sanguine, une augmentation sensible de la lymphocytose méningée. Par exemple, l'injection de 10 centigr. de nucléinate de soude a fait passer la lymphocytose rachidienne de 7 à 23, de 15 à 37 chez deux tabétiques, de 28 à 62, de 60 à 116 chez deux paralytiques généraux (TINEL).

Chez la malade dont nous avons parlé tout à l'heure, c'est grâce au nucléinate de soude et à la réaction lymphocytaire provoquée (7 à 23) que le mercure absent dans la première expérience a été trouvé dans la seconde en quantité appréciable.

*
* *

La réaction douloureuse qui suit en général les injections mercurielles massives, de même que l'exagération momentanée des symptômes observés chez le malade, paraît être directement produite par le passage du médicament dans les méninges. Chez cette même malade, la première injection de 5 cc. d'Énésol n'a pas provoqué de douleurs, il n'y a pas eu de passage de mercure dans le liquide céphalo-rachidien ; la seconde injection de 5 cc. avec nucléinate sous-cutané, a été suivie de violentes douleurs ; on a retrouvé le mercure dans le liquide.

Il est probable que la réaction douloureuse est due à la destruction d'un certain nombre de tréponèmes, à la mise en liberté de leur toxine et aux réactions congestives et inflammatoires qui en résultent. C'est ce que l'on pourrait appeler « *la réaction d'attaque* ».

Ces phénomènes de tréponolyse semblent une loi générale dans le traitement des syphilis méningées. Un des exemples les plus démonstratifs est la belle observation rapportée par MM. DÉJERINE et TINEL :

Une femme présentait des crises d'épilepsie jaksonnienne localisée à la face, en rapport avec une plaque de méningite et grosse réaction lymphocytaire.

Une première dose de 30 cgr. de Salvarsan administrée par voie rectale, détermine une recrudescence des crises qui demeurent subintrantes et s'accompagnent d'une violente réaction méningée, avec céphalée intense, vomissements, raideur de la nuque et signe de Kernig. Cet état dure quinze jours, puis disparaît progressivement et la malade, très améliorée, n'a plus que quelques crises par jour.

Une seconde dose de 30 centigr. de 606 par voie rectale détermine, pendant 24 heures, une nouvelle recrudescence des crises, avec quelques signes méningés, puis l'amélioration se prononce, et la malade ne présente plus qu'une ou deux crises par jour.

Une troisième dose, enfin, de 60 cgr. de 606 produit encore une légère exaspération passagère de huit ou dix crises pendant la journée avec un peu de céphalée, puis les crises disparaissent définitivement.

C'est à des réactions semblables qu'il faut attribuer les douleurs qui suivent habituellement l'injection, le dérobement des jambes signalé dans quelques-unes des observations et l'augmentation pendant quelques heures de l'ataxie, les crises gastriques provoquées, les phosphènes apparues chez la malade de l'observation (XIX) et comme dans l'observation précédente l'amélioration se produit consécutivement à cette première réaction.

D'autre part, à mesure que se produit une amélioration dans l'état du malade et une diminution de son inflammation méningée, accusée par la diminution de la lymphocytose, la perméabilité méningée diminue et l'on comprend que l'on soit obligé d'élever considérablement les doses pour obtenir le même résultat.

Ces notions générales nous font aussi comprendre les faits de réaction subintrante. Si on fait une injection intraveineuse avant la disparition des phénomènes réactionnels provoqués par la piqûre précédente, le mercure passe en plus grande abondance grâce à l'état inflammatoire provoqué.

Une série d'injections pratiquées dans ces conditions détermine ainsi des réactions de plus en plus fortes et qui peuvent devenir dangereuses. Il s'agit d'une véritable action cumulative qui indique la nécessité de suspendre le traitement. On voit du reste le plus souvent des amélioration marquées succéder à ces réactions subintrantes.

## II

Les faits cliniques et expérimentaux que nous venons de passer en revue nous expliquent aisément les bons effets obtenus par la thérapeutique des injections massives. Mais comme nous l'avons fait remarquer, ces résultats favorables comportent une contre-partie troublante : l'apparition de récidives, et souvent de récidives plus graves ou plus rapides dès que l'on suspend trop longtemps le traitement.

L'explication de ces faits est assez difficile. On pourrait se demander si ces rechutes ne sont pas en rapport avec une dépression générale du malade, une diminution de sa résistance par suite de l'intoxication mercurielle et arsénicale. Cette explication est certainement fausse. Nous ferons remarquer d'abord que ces rechutes surviennent toujours à une échéance assez lointaine de l'interruption du traitement, ensuite que loin d'être affaiblis ou déprimés, tous nos malades soumis à la cure arsenicale, comme à la cure mercurielle par l'Énésol (dont l'élément arsenical semble jouer un véritable rôle eutrophique), sont au contraire dans un état de santé générale excellent.

Il faut donc rechercher une autre interprétation. Nous exposons ici l'hypothèse proposée par le Dr TINEL : ces rechutes sont de véritables neuro-récidives provoquées par la disparition de l'infection générale, origine de l'immunité.

Il semble bien, en effet, que les méninges se défendent très mal contre toutes les infections. Elles ne produisent que très peu d'anticorps et l'on sait que pour obtenir une réaction de Wassermann positive, il faut vingt à trente fois plus de liquide céphalo-rachidien que de sérum.

La méninge n'a donc, en quelque sorte, qu'une immunité d'emprunt, celle que lui fournissent les anticorps du sérum lorsqu'ils passent dans la cavité méningée. Or, ces anticorps n'existent dans le sérum des syphilitiques que dans la mesure où une infection persistante entretient les réactions d'immunité.

Le traitement intensif qui est pratiqué chez ces malades a sans doute pour résultat de diminuer ou même de supprimer à la fois l'infection générale de l'organisme par le tréponème et l'immunité qui en résulte. Dans ces conditions, l'infection locale des méninges n'est plus contrebalancée par le passage des anticorps sanguins dans la cavité méningée et le tréponème se développe sans trouver de résistance dans les méninges privées de l'immunité qu'elles empruntent au sérum sanguin.

C'est le mécanisme probable de toutes les neuro-récidives signalées depuis le début de la thérapeutique arsenicale.

Tout se passe comme si on avait, par le traitement intensif, supprimé l'immunité naturelle. Tant que celle-ci est remplacée, avec avantage du reste, par l'immunité artificielle du mercure ou de l'arsenic, le malade va très bien et l'infection méningée est arrêtée dans sa marche. Mais comme la stérilisation des méninges est encore jusqu'ici particulièrement difficile, dès que l'on suspend cette immunité artificielle, la seule qui existe désormais, le tréponème pullule à nouveau dans les espaces méningés et y détermine ces faits si curieux de neuro-récidive.

Tout se passe comme si l'organisme privé de sa défense naturelle comptait uniquement sur le mercure pour se défendre.

Cette hypothèse, difficile à démontrer du reste, rend assez bien compte cependant des faits observés. Elle explique pourquoi le traitement doit être continué presque sans interruption pendant des années jusqu'au moment, très lointain sans doute, où la stérilisation des méninges aura pu à son tour être obtenue.

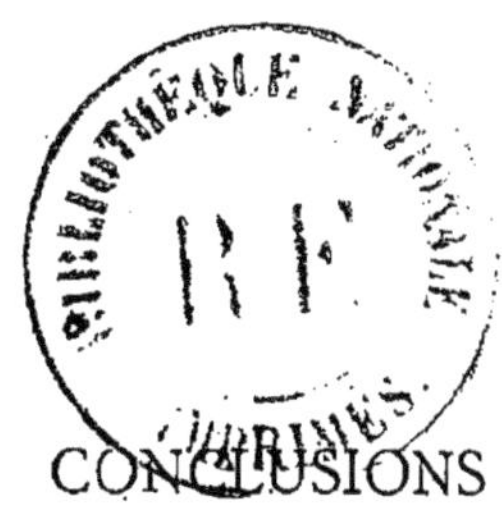

# CONCLUSIONS

1° Les accidents des tabétiques et des paralytiques généraux s'améliorent assez souvent sous l'influence d'un traitement spécifique intensif.

2° Le traitement bien compris et bien réglé, prudemment progressif, est admirablement supporté.

3° Les améliorations, quelque considérables qu'elles soient, ne persistent qu'un temps limité. Le traitement devra donc être prolongé presque indéfiniment. Toute suspension de traitement est suivie d'une réapparition souvent inévitable, neuro-récidive à évolution souvent rapide.

4° Les injections intraveineuses de Néo-Salvarsan, d'Hectine ou d'Énésol à doses actives provoquent une réaction : fébrile et douloureuse chez les tabétiques, psychique chez les paralytiques généraux. Cette réaction qu'il faut atteindre pour obtenir un effet ne doit pas être dépassée. Il y a donc lieu d'observer une progression prudente.

5° Les réactions provoquées paraissent liées au passage des médicaments dans les espaces méningés. En cas d'imperméabilité méningée considérable, on peut faciliter ce passage par une injection simultanée intramusculaire de nucléinate de soude.

---

MACON, PROTAT FRÈRES, IMPRIMEURS

MACON, PROTAT FRÈRES, IMPRIMEURS.